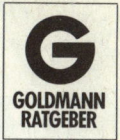

GOLDMANN
RATGEBER

W0046718

Trotz Vorsorge-Untersuchungen, Beratungen, Gymnastik und Entspannungstechniken ist die Geburt für die Frau ein Erlebnis geblieben, das mit Schmerzen, Qual und Angst verbunden ist, an dem der Mann bisher kaum Anteil nehmen konnte.

Anders bei der Lamaze-Methode. Nicht etwa, daß eine Lamaze-Geburt schmerzlos ist oder perfekt abläuft. Aber sie ist erfüllend, positiv und angstfrei.

Basierend auf den Thesen Pawlows entwickelte der französische Arzt Dr. Fernand Lamaze ein Vorbereitungsprogramm für Schwangere, dessen Kernstück die aktiven Rollen bilden, die Frau und Mann gemeinsam vor und während der Geburt übernehmen. Gemeinsam üben sie Entspannungs-, Massage- und Atemtechniken, gemeinsam werden sie detailliert über all das informiert, was im Körper der Frau vor und während der Geburt geschieht, und gemeinsam üben sie den »Ernstfall«, die Geburt, und zwar so lange, bis sie mit jeder Einzelheit vertraut sind und sicher genug, während der Entbindung die Kontrolle nicht zu verlieren.

Die Lamaze-Methode, die in Frankreich und Amerika Hunderttausende von Anhängern gefunden hat, faßt nun auch in Deutschland Fuß. Durch diesen Ratgeber, der detailliert, klar, übersichtlich und praxisnah in die Methode und ihre psychologischen Hintergründe einführt, werden viele Frauen und Männer eine neue, glückliche und menschenwürdige Art kennenlernen, ein Baby zur Welt zu bringen.

Donna und Rodger Ewy

Die Lamaze-
Methode

Der Weg zu einem
positiven Geburtserlebnis

Deutsche Erstveröffentlichung

GOLDMANN VERLAG

Titel der Originalausgabe: Preparation for Childbirth
Originalverlag: Pruett Publishing Company, Boulder, Colorado
Aus dem Amerikanischen übertragen von Hanny Lothrop

Die Abbildungen auf den Seiten 42, 44, 46 und 49 wurden mit
freundlicher Genehmigung der Maternity Center Association,
New York, dem Geburtsatlas entnommen
Die 2. Auflage wurde von Hanny Lothrop neu überarbeitet

Der Goldmann Verlag
ist ein Unternehmen der Verlagsgruppe Bertelsmann

Made in Germany · 7/89 · 8. Auflage
© der Originalausgabe 1970 by Donna und Rodger Ewy
© der deutschen Ausgabe 1976, 1979 by Wilhelm Goldmann Verlag,
München
Umschlaggestaltung: Atelier Adolf & Angelika Bachmann, München
Umschlagfoto: A. Martins/Gruner & Jahr, Hamburg
Satz und Druck: Presse-Druck Augsburg
Verlagsnummer: 10814
Lektorat: Gerda Weiss/Eleanor Grotzky · JJ
Herstellung: Harry Heiß/AS
ISBN 3-442-10814-4

Inhalt

Vorwort

Dieses Buch beschreibt eine Geburtsvorbereitungsmethode, die bis vor kurzem in Deutschland wenig bekannt war: die Lamaze-Methode, benannt nach dem französischen Geburtshelfer Dr. Fernand Lamaze. Erst seit Erscheinen eines Artikels in der Zeitschrift ELTERN (Heft 7/78) ist das Interesse an dieser Art der Vorbereitung von seiten der werdenden Eltern so groß geworden, daß nach und nach entsprechende Kurse angeboten werden. (Die ELTERN-Redaktion verschickt ein Verzeichnis über Lamaze-Kurse.)

Was unterscheidet nun die Lamaze-Methode von der bisher üblichen Schwangerschaftsgymnastik? Bei der Lamaze-Methode wird der Mann oder eine andere Vertrauensperson in die Vorbereitung mit einbezogen und nimmt aktiv an der Geburt teil. Beide Partner werden regelrecht zur Geburt »erzogen« und wissen bis ins kleinste Detail über den Geburtsablauf Bescheid. Die Frau braucht nicht stundenlang allein im Kreißsaal zu liegen; ihr Mann ist immer bei ihr, und er hat gelernt, wie er ihr helfen kann. Durch intensive Aufklärung gewinnt die Frau Vertrauen in ihren Körper und verliert die Angst vor der Entbindung. Zusammen mit ihrem Partner übt sie während der letzten Schwangerschaftswochen täglich Entspannungs-, Massage- und Atemtechniken und konditioniert sich so positiv für die Geburt. In Gruppendiskussionen haben Paare die Möglichkeit, ihre Ängste und Gefühle zu äußern, um sie besser zu verarbeiten.

Beim Lesen des Buches wird Ihnen sicherlich auffallen, daß das sonst in diesem Zusammenhang so gebräuchliche Wort »Wehen« kaum benutzt wird. Dies geschieht ganz bewußt, um alles zu vermeiden, was an Schmerzen und Wehtun erinnert. »Wehen« sind Uteruskontraktionen – ein Zusammenziehen der Gebärmuttermuskeln. Die »Wehentätigkeit« wollen wir »Geburtsarbeit« nennen. Im Englischen spricht man von »labor«, im Französischen von »travail« – Arbeit also – und als solche sollen Sie die Wehentätigkeit auch auffassen.

Da die Situation in deutschen Krankenhäusern in mancher Hinsicht von amerikanischen Verhältnissen abweicht, war es nötig, das Buch an einigen Stellen zu überarbeiten, um es den deutschen Gegebenheiten anzupassen. Dies geschah aufgrund einer Orientierung über

die Verhältnisse an deutschen Krankenhäusern und eines anschlie-
ßenden Gedankenaustauschs der Übersetzerin mit den Autoren
sowie mit Dr. Pierre Vellay, dem Nachfolger von Dr. Lamaze.
Ich möchte mich an dieser Stelle bei Schwester Ruth und allen anderen, die mich unterstützten, für die Zeit, die sie opferten und für
die Hilfe, die sie gaben, bedanken.

HANNY LOTHROP

Geleitwort

Sobald ich Donna und Rodger Ewys Manuskript sah – noch ehe ich es gelesen hatte –, erklärte ich mich einverstanden, ein Geleitwort zu schreiben. Dieser schnelle Entschluß mag etwas verwundern, doch lassen Sie mich erklären. Während das Ehepaar Ewy in Frankreich lebte, hatte ich die Gelegenheit, es kennenzulernen, mich mit ihm zu unterhalten, Gedanken auszutauschen und Rodger Ewys fotografisches Talent zu bewundern. Ich nahm eines seiner herrlichen Fotos in mein Buch Developpement Sexuel et maternité auf.

Noch bevor ich das Manuskript las, war mir klar, daß die Ewys nicht nur die Methode verstanden, sondern sie auch in menschlichen Worten schildern konnten, ganz im Sinne der Befürworter dieser Geburtsvorbereitung. Ich war überzeugt, daß sie aufgrund ihrer eigenen persönlichen Erfahrungen das einmalige Erlebnis, das eine Geburt darstellt, mit Intelligenz, Takt und Ehrlichkeit beschreiben konnten.

Nachdem sie die Methode in Frankreich kennengelernt hatten, hatten sie das große Glück, in Denver einige interessierte Ärzte anzutreffen und das Interesse von Schwester Margaret-Ann zu erregen. Indem die Ewys mit diesen Leuten arbeiteten und von ihrem großen medizinischen Können profitierten, vermieden sie grundlegende Fehler, die sicherlich Kritik hervorgerufen hätten. Die Medizin ist mit Kritik immer schnell bei der Hand, wenn Laien dieses Thema aufgreifen.

Das große Verdienst dieses Buches ist, daß es für die Allgemeinheit bestimmt ist, geschrieben in einer Sprache, die jeder verstehen wird. Es ist die eigene Erfahrung der Autoren, analysiert und wiedergegeben in einfachen Worten.

Ich habe nicht die Absicht, eine ausführliche Beschreibung dieses Buches zu geben. Das wäre unnötig und würde auch dem Buch seine Würze nehmen. Einige Details, besonders die verschiedenen Atemtechniken, unterscheiden sich geringfügig von den unseren. Es wird auch mehr Wert auf körperliche Übungen gelegt als bei uns. Aber es sind das Prinzip und das Ziel, auf die es ankommt; es ist jedem eine persönliche Auslegung freigestellt.

Beim Lesen des Buches gefiel mir ganz besonders die Aufgliederung der Rollen der werdenden Mutter und des Mannes. Wir finden, daß die Anwesenheit und Teilnahme des Mannes während Schwangerschaft, Geburtsarbeit und Entbindung äußerst wichtig sind, weil er dadurch gefühlsmäßige und praktische Hilfe leistet.

Es ist gut, daß ein Ehepaar seine eigenen Reaktionen in solch einer einmaligen Situation beschreiben kann. Die Tabellen über die jeweiligen Rollen und Aufgaben finde ich besonders übersichtlich und hilfreich. Ich würde nicht zögern, sie meinen eigenen Patientinnen vorzulegen.

Zusammenfassend hoffe ich, daß dieses Buch von werdenden Müttern und ihren Partnern gelesen wird, aber auch von Ärzten und medizinischem Personal, die noch nicht mit der psychoprophylaktischen Methode vertraut sind. Sie werden hierin die ausschlaggebenden Elemente für eine erfolgreiche Geburt erkennen und werden die Gedankengänge der Autoren verstehen, die unsere Grundeinstellung teilen: Maximale Sicherheit für Mutter und Kind zu gewährleisten, gleichzeitig aber das innige Verhältnis der Eltern zu respektieren und die Geburtshilfe menschlicher zu gestalten.

Allen denen, die zu diesem Buch beigetragen haben, möchte ich meine dankende Anerkennung aussprechen, auch im Namen meiner Kollegen, die in der ganzen Welt dasselbe Ziel verfolgen. Die psychoprophylaktische Geburtsmethode stellt einen unbestreitbaren Sieg von Wissen über Unwissen dar, von Aktivität über Passivität, von Mensch über Tier. Diejenigen, die zu der Veröffentlichung dieses Buches beitragen, haben dies verstanden und es zu vermitteln gewußt.

DR. PIERRE VELLAY
Generalsekretär der
»Société Internationale de
Psycho-Prophylaxie Obstétricale«

1. Einführung

Dies ist ein Buch über die Geburt; von Laien für Laien in verständlicher Sprache geschrieben. Es ist nicht für Ärzte oder Hebammen gedacht. Es gibt andere ausgezeichnete Bücher, die von Fachleuten für Fachleute geschrieben wurden. Dieses Buch ist für Sie, die werdenden Eltern, geschrieben von zweien, die dem spärlichen Lesestoff über die Geburt mit all seinen verwirrenden Fachausdrücken ebenso ratlos gegenüberstanden wie Sie.

Die Eltern von heute besitzen eine bessere Bildung als irgendeine Generation zuvor in der Geschichte. Viele Frauen und Männer geben sich nicht mehr damit zufrieden, nur passiv an der Geburt ihrer Babys teilzunehmen. Sie wollen nicht nur wissen, was mit ihrem Körper vor sich geht, sondern auch, wie sie den Anforderungen der Geburt gerecht werden können.

Dieses Buch ist denen unter Ihnen gewidmet, die eine aktive Rolle bei der Geburt ihres Kindes übernehmen wollen. Genauso wie man lernen kann, richtig zu lesen, zu fahren oder skizulaufen, genauso kann man die wirkungsvollste Art erlernen, ein Kind zur Welt zu bringen.

In den folgenden Kapiteln werden Sie nicht nur lernen, was während der Geburt passiert, sondern Sie werden auch »Techniken« erlernen, die Ihnen während der Geburtsarbeit (»Wehen«) und der Entbindung helfen, mit und nicht gegen den normalen Geburtsvorgang zu arbeiten.

Schwester Margaret-Ann, Leiterin der Entbindungsstation im St.-Anthony-Hospital in Denver (USA), half uns bei der Geburt unseres Kindes und beschrieb mit wunderbarer Einfachheit die Bedeutung der Lamaze-Methode:

> Ich werde nie einen der größten Momente in meiner Laufbahn als Entbindungsschwester vergessen. Die Entstehung eines neuen Lebewesens sollte auch bei der Geburt eine gefühlsreiche Zusammenarbeit sein und nicht nur zu dem Zeitpunkt der Empfängnis. Wenn doch nur mehr Ehepaare in den Genuß dieses Privilegs kämen und es als ein solches betrachten würden.

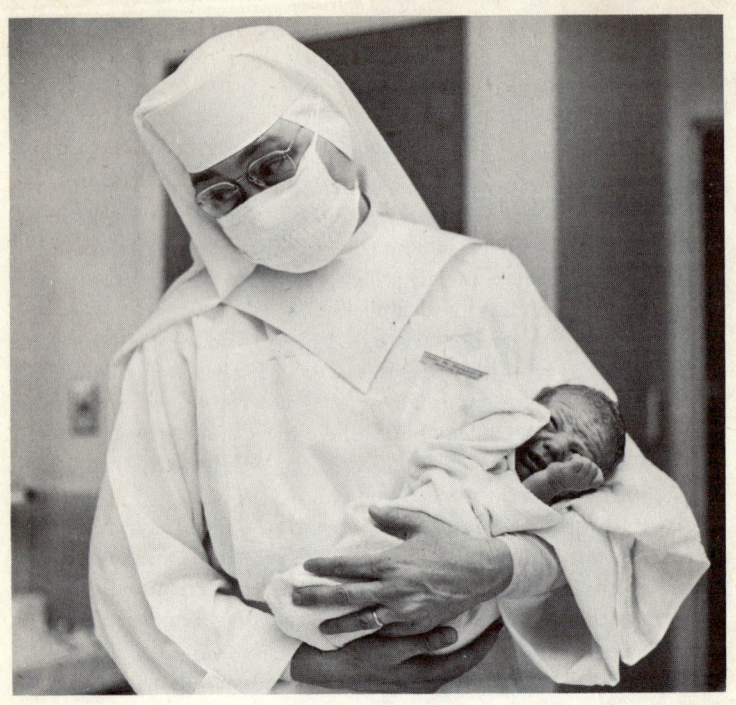

Schwester Margaret-Ann und Baby Marguerite.

Diese feinfühlige Betrachtung einer Schwester, die tausenden Geburten beigewohnt hatte, war von der Geburt unseres dritten Kindes mit Hilfe der Lamaze-Methode inspiriert worden.

Wie bei so vielen wichtigen Ereignissen im Leben, wurden wir rein zufällig mit der Lamaze-Methode bekannt. Nach unserer Heirat hatten wir uns entschlossen, Europa näher kennenzulernen. Unsere Eltern hielten uns für verrückt, als sie hörten, daß wir vorhatten, unsere Stellungen aufzugeben und all unser Hab und Gut zu verkaufen, um in unbekannten Ländern als Fotojournalisten umherzureisen. Wir wußten ja, daß Rodger zu jeder Zeit seinen Beruf als Architekt und Ingenieur ausüben und ich auf meine pädagogische Ausbildung zurückgreifen konnte – und Europa hatte uns so viel zu bieten.

Die ersten drei Jahre bereisten wir ganz Europa, fotografierten, schrieben Geschichten, studierten Schlösser, Kathedralen, fremde Kochkunst und Bräuche. Das Geschäft florierte, und das Thema Geburt hätte uns nicht entfernter sein können. Aber nach drei wunderbaren Jahren des Reisens und Arbeitens ließen uns meine morgendliche Übelkeit und eine ausgebliebene Periode ahnen, daß wir ein Kind gezeugt hatten. Wir waren glücklich. Es war ja auch an der Zeit, seßhaft zu werden und endlich eine Familie zu gründen.

Allerdings fand ich es entsetzlich, nicht die geringste Ahnung vom Kinderkriegen zu haben. Ich wußte nur, daß meine Mutter die schlimmsten Erfahrungen gemacht hatte. Auch in den Geschichten, die mir Freundinnen durch die Jahre hindurch erzählt hatten, war die Geburt stets mit Schmerzen verbunden. Aus Filmen und Romanen blieb die Erinnerung an gequältes Stöhnen, geballte Fäuste und schmerzerfülltes Schreien in meinem Gedächtnis zurück: Ich war also mit sehr negativen Eindrücken belastet.

Obwohl dies alles ein recht trostloses Bild ergab, machte ich mir noch immer keine allzu großen Sorgen um den Schmerzfaktor. Aber der Gedanke daran, daß ich meine Selbstkontrolle und Haltung verlieren könnte, war mir äußerst unangenehm. Ich hatte einfach das Gefühl, eine Geburt sollte eigentlich ein positives, kreatives Erlebnis sein.

Während des letzten Abschnitts unseres Aufenthalts in Frankreich hatte ich den Aufbau eines Kindergartens auf einem nahegelegenen amerikanischen Luftstützpunkt übernommen und konnte dadurch auch die amerikanische Schwangerschaftsvorsorge in Anspruch nehmen. Ich freute mich auf meinen ersten Arztbesuch und hoffte, daß dieser meine Angst und Unwissenheit beseitigen würde.

Das Wartezimmer für Schwangere war sehr voll, doch fand ich die Plaudereien mit meinen »Leidensgenossinnen« recht aufschlußreich. Die »erfahrenen« Mütter fanden in uns Neulingen eine bereitwillige Zuhörerschaft, und bildreiche Beschreibungen der Schmerzen, die wir zu erdulden haben würden, gediehen in dem überfüllten, erhitzten Raum. Als ich dann endlich an der Reihe war, stellte ich fest, daß ich meine Fragen gar nicht in Worte fassen konnte. Der Arzt war sehr beschäftigt und hatte weder die Zeit noch die Geduld, mir zu helfen. Ich war sehr enttäuscht.

Ich ging sofort zur Bücherei, fest entschlossen, mich mit Wissen zu wappnen, um mich besser ausdrücken zu können. Als ich die Bücher überflog, wurde mir klar, wie wenig ich über die wichtige Entwicklung, die in mir vorging, wußte. Es war mir gänzlich unfaßbar, daß ich mit meinen 28 Jahren, die vier Jahre Studium und fünf Jahre pädagogischer Tätigkeit inbegriffen, so wenig über die Geburt gelernt hatte. Für meinen nächsten Arztbesuch rüstete ich mich mit einer Liste offenstehender Fragen aus. Während der Arzt mich untersuchte, warf er mir in unpersönlichem Ton einige technische Antworten zu. Zum Abschied klopfte er mir auf die Schulter und meinte, ich solle mir doch nicht das Köpfchen mit all den Fragen zerbrechen. »Machen Sie sich keine Gedanken. Wir werden Sie gut versorgen und Ihnen ein süßes, kleines Baby schenken.« Als ich die Praxis verließ, konnte ich die Enttäuschung über seine Idee, mir mein Baby zu schenken, kaum verbergen und war auf einmal fest entschlossen, einen anderen Weg zu finden.

Rodger und ich begannen, uns mehr und mehr mit dem Thema »Geburt« zu beschäftigen. Eines der Bücher, das uns in die Hände fiel, war *Mutterwerden ohne Schmerz* von Dr. Grantley Dick-Read. Wir begrüßten seine positive menschliche Einstellung. Es war direkt erfrischend zu lesen, daß die Geburt kein unerträgliches Erlebnis sein müsse, sondern ein schlichtes, erfreuliches und natürliches Ereignis sei. Wir schätzten Dick-Reads positive Auffassung; doch blieben viele unserer Fragen unbeantwortet, besonders die über den eigentlichen Vorgang der Geburt. Wir lasen das Buch noch einmal, um festzustellen, ob wir in unserem Eifer einige wichtige Fakten überlesen hätten. Wir konnten jedoch keine Anleitung finden, was eine Frau bei der Geburt zu tun habe, um ein solches Erlebnis zu ermöglichen. Dick-Reads Methode, die fast an mystischen Glauben grenzt, schien im intellektuellen Bereich unzulänglich.

Im Nachbarort Chauny wohnte eine gute Freundin, Ghislaine Berlemont, die als Physiotherapeutin arbeitete. Mit ihr redeten wir über das Thema Geburt. Dank eines ungewöhnlichen Zufalls war sie von der französischen Regierung angestellt, Lamaze-Unterricht in ihrem Dorf zu erteilen. Ob wir Interesse hätten, an ihrem Kursus teilzunehmen?

Am darauffolgenden Mittwoch gingen Rodger und ich zu einer ihrer Klassen, neugierig, herauszufinden, was es mit dieser Lamaze-Methode auf sich habe. Ghislaine erklärte die Prinzipien:

> »Die Lamaze-Methode geht nicht nur auf die psychologischen Aspekte der Geburt ein, sondern vermittelt auch Techniken, die Ihnen helfen werden, während der Geburtsarbeit und der Entbindung mitzuhelfen. Im Zusammenspiel Ihres geschulten Wissens und Ihres trainierten Körpers werden Sie die Geburt Ihres Kindes lenken und steuern können. Sie werden dieses denkwürdigste Ereignis Ihres Lebens ganz bewußt miterleben.«

Ghislaines logische und vernünftige Erläuterungen enthielten ehrliche, offene Antworten auf die Fragen, die wir bezüglich der Geburt gehabt hatten. Der rationale, wissenschaftliche Stil beeindruckte uns. Wir schrieben uns in ihren Vorbereitungskursus ein, und somit begann für uns unsere lebensbereichernde Beziehung zu der Lamaze-Methode. Die erste Klasse, die wir besuchten, machte uns mit Grundüberlegungen, Geschichte und Zielen der Methode bekannt. Die nächste Stunde gab uns genauestens Aufschluß über die körperlichen und seelischen Vorgänge in der Frau. Zusammen lernten wir, wie ein Kind sich entwickelt vom Moment der Zeugung bis zur Geburt und wie der weibliche Körper dafür geschaffen ist, mit dem Wachstum und der eigentlichen Geburt zurechtzukommen. Ghislaine zeigte uns dann, wie angespannte Muskeln während der Geburt Schmerzen verursachen können beziehungsweise wie eine Frau durch Entspannen dieser Muskeln Schmerzen verringern kann. Ich lernte, welche Muskeln ich während der Geburt gebrauchen und wie ich sie einsetzen würde.

In einer der nächsten Klassen wurden wir mit den Mechanismen der Geburt vertraut gemacht: Wie die Geburtsarbeit beginnt, die Rolle und Eigenarten der Kontraktionen (»Wehen«), die verschiedenen Phasen der Geburtsarbeit und die Geburt selbst. Ghislaine lehrte uns wirksame Atemtechniken für jede Geburtsphase. Und schließlich lernten wir, wie wir bei der Austreibung des Kindes mithelfen konnten.

Gewissenhaft übten wir die Entspannungs- und Atemmethoden. Ich war erstaunt, wie mühelos die Übungen waren und wie wenig Zeit ich dafür aufwenden mußte. Ich hatte geglaubt, daß nur große körperliche Anstrengungen über einen langen Zeitraum hinweg solche Resultate erzielen könnten.

Wir suchten einen Arzt, der die Lamaze-Methode anwandte, und wurden von Ghislaine an Dr. Robert De Pree im Nachbarort verwiesen. Dr. De Pree war in der Lamaze-Methode ausgebildet und interessiert daran, mit Ehepaaren zusammenzuarbeiten, die nach dieser Methode entbinden wollten. Von Anfang an waren wir von seiner Aufrichtigkeit und seiner Begeisterung beeindruckt. Er behandelte uns wie intelligente, menschliche Wesen, die das Verlangen hatten, an der Geburt ihres Kindes aktiv teilzunehmen. Wir trafen uns einige Male mit ihm, um das im Unterricht Gelernte noch einmal durchzusprechen. Er erklärte uns die entsprechende Terminologie und den Ablauf der Geburt bis ins Detail, was wir zu erwarten hätten und wie wir reagieren würden.

Bei bester Gesundheit und in bester Verfassung setzten wir während der ganzen Zeit unsere Arbeit fort. Noch als ich im achten Monat war, reisten wir in Spanien und Portugal umher, wo wir unsere fotografische Arbeit weiterführten.

Im letzten Monat kehrten wir jedoch nach Hause zurück und fingen an, uns auf den großen Tag vorzubereiten.

Am 28. Juli um 3 Uhr 25 morgens wurde unsere Tochter Marguerite geboren. Während der Kontraktionen erwiesen sich die erlernten Lamaze-Techniken als äußerst wirksam. Durch sie wurde die Geburtsarbeit zu einem positiven Erlebnis. Die Kontraktionen hatte ich immer unter Kontrolle, obschon dies äußerste Aufmerksamkeit, Konzentration und Anstrengung verlangte. Als der Augenblick der Entbindung schließlich gekommen war, sahen wir mit Erstaunen zu, wie der Arzt die Geburt von Marguerites Kopf leitete: »Da sind die Augen, die Nase, der Mund. *Voilà*, der Kopf ist geboren.« Noch einmal Pressen – dann kam eine Schulter, darauf die andere, der Körper unseres Kindes glitt heraus. Wir hielten den Atem an, warteten auf den ersten Schrei – da war er – zuerst ein zaghaftes Wimmern, dann ein gesunder, kräftiger Schrei. Als Rodger Marguerite in meine Arme legte, wurde uns die Erfüllung bewußt, die der Akt des Gebärens bringen kann. Zusammen an der Geburt unseres Kindes teilgenommen zu haben, hinterließ einen tiefen Eindruck bei uns. Die Geburt eines neuen Menschen ist immer wieder ein Wunder. Eine Mutter und ein Vater, die an

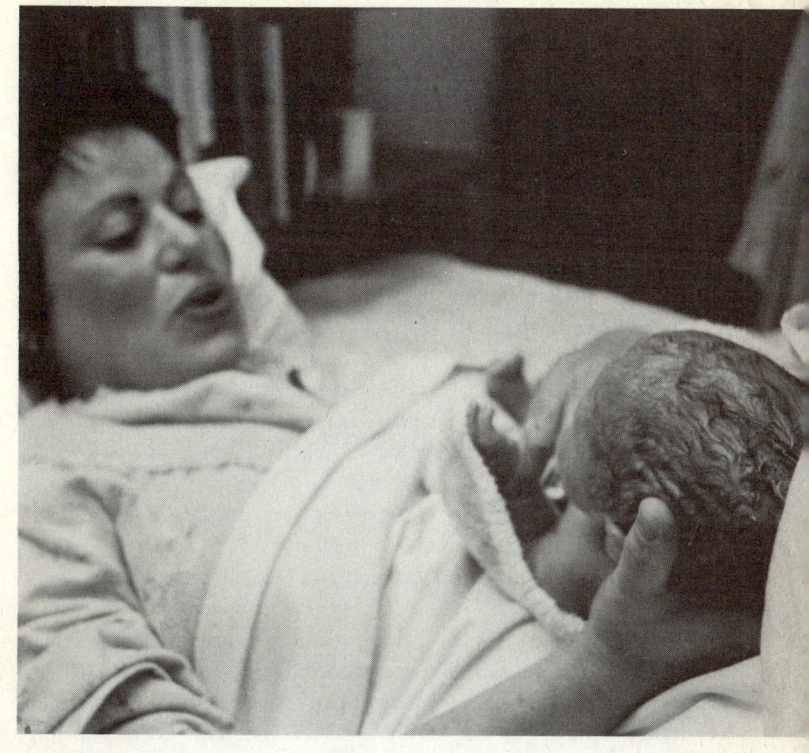

Glücklich nimmt Donna Ewy ihr Baby in Empfang.

der Geburt mitarbeiten, werden zudem noch von einem Gefühl des Zueinandergehörens und vom Stolz auf die geleistete Arbeit erfüllt.

Zwei Jahre später, als unser zweites Baby unterwegs war, lebten wir wieder in Amerika. Nach unseren guten Erfahrungen mit unserer ersten Lamaze-Geburt suchten wir nach einem Arzt, der gewillt war, nach derselben Methode zu entbinden. Dr. Rudy DeLuise, der Mann einer ehemaligen Schulfreundin, brachte unsere zweite Tochter, Susanne, zur Welt. Dr. DeLuise war sehr beeindruckt von einem so gut vorbereiteten Ehepaar, das während der Geburtsarbeit und der Entbindung nicht die Kontrolle verlor.

Als wir der Geburt unseres dritten Kindes entgegensahen, meinte Dr. DeLuise, daß Schwester Margaret-Ann sicherlich sehr an der Lamaze-Methode interessiert wäre und lud sie ein, der Geburt beizuwohnen. Die Geburt unseres Sohnes Rodger überzeugte sie von den Vorzügen der Geburtsvorbereitung. Schwester Margaret-Ann war der Meinung, daß es für unsere Gemeinde eine große Bereicherung wäre, Interessenten das Lamaze-Programm, die Vorbereitung einer solchen Geburt anzubieten. Dank ihrer Ermutigung starteten wir einen Lamaze-Kursus im St.-Anthony-Hospital. Mit Leon, unserem letzten »Lamaze-Baby«, zwei Jahre später geboren, war unsere Familie komplett.

Ein Geburtshelfer in Denver, Colorado, Dr. Harvey Cohen, war am Lamaze-Training für seine Patientinnen interessiert und nahm mit uns Kontakt auf. Er zeigte Interesse und Begeisterung für unser Programm und schickte seine Patientinnen zu unserem Unterricht. Ihre positive Haltung, ihre Bereitschaft und Fähigkeit, mit ihm zusammenzuarbeiten, überzeugten ihn von den Vorzügen der »Geburtserziehung«. Während der nächsten drei Jahre steuerte Dr. Cohen seine volle Unterstützung und seinen Enthusiasmus zu dem Lamaze-Programm bei.

Die Arbeit an diesem Buch begann vor acht Jahren mit der Geburt unseres ersten Kindes. Schwester Margaret-Anns Ausruf: »Wenn doch nur mehr Ehepaare in den Genuß dieses Privilegs kommen könnten«, ermunterte uns, es zu schreiben. Die endgültige Fassung, nach jahrelangen Änderungen, Verfeinerungen und Überarbeitungen, ist Dr. Cohen gewidmet als Dank für seine Zusammenarbeit mit uns und seinen Beistand, ferner den Personen, die sich um die Verbreitung der Lamaze-Methode bemühten, indem sie Unterricht erteilten, und ebenso den Hunderten von Männern und Frauen, die an unseren Kursen teilnahmen.

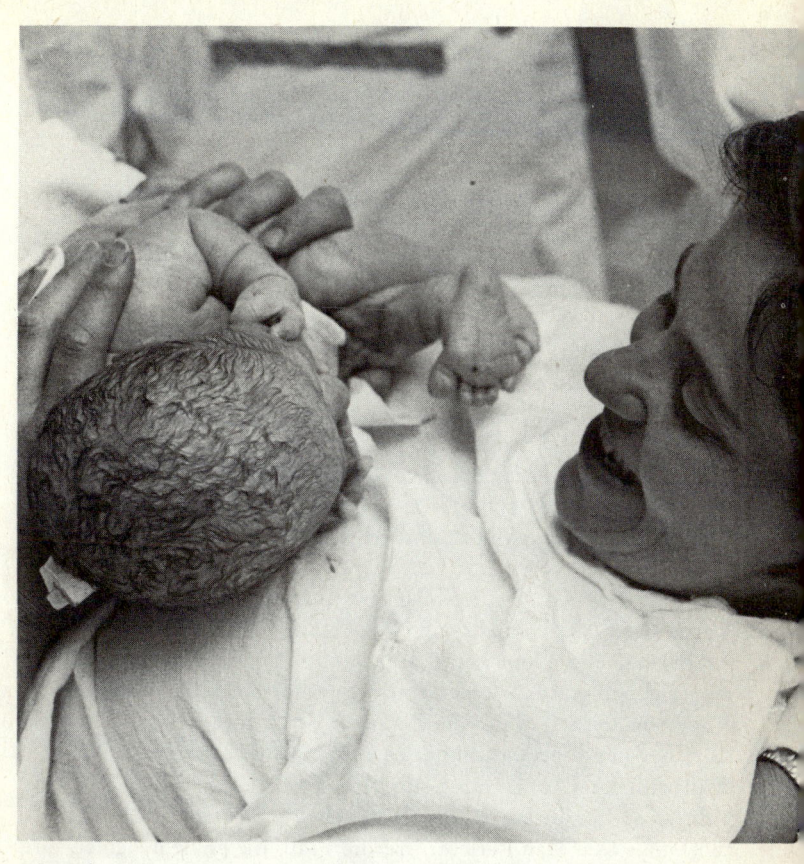

Die Geburt eines neuen Menschen ist immer wieder ein Wunder.

Warum ist Schulung notwendig?

Obwohl eine Entbindung für eine Frau ein normaler und natürlicher Vorgang ist, stellt sie zur gleichen Zeit ein sehr intensives Erlebnis dar, das ihren ganzen Einsatz fordert. Eine Frau, die unvorbereitet die Geburtsarbeit und Entbindung über sich ergehen läßt, wird sicherlich erschreckt und enttäuscht sein.

Um sich wirksam und konstruktiv an der Geburt eines Kindes zu beteiligen, muß sich die werdende Mutter auf dieses Ereignis vorbereiten. Eine positive Haltung gegenüber dem Geburtsgeschehen wirkt bestärkend. Die vorbereitete Frau empfindet die Geburt ihres Kindes als einen normalen, natürlichen Vorgang. Sie lernt den Grund für jeden Aspekt der Geburtsarbeit und Entbindung kennen und sieht der Geburt ihres Kindes mit Freude, Verständnis und Zuversicht entgegen.

Die unvorbereitete Mutter läßt die Geburt oft gänzlich uninformiert, belastet von negativen Vorstellungen auf sich zukommen. Was hat ihre Mutter ihr über das Geburtserlebnis erzählt? Wie wurde sie in der Schule darauf vorbereitet? Welche Eindrücke haben ihr Bücher, Filme und Fernsehen vermittelt? Womöglich wurde ihr nur eingeprägt, daß die Geburt eine fürchterliche, schmerzhafte Angelegenheit sei. Wenn die Zeit der Geburt ihres Kindes naht, hat sie unbewußt – vielleicht sogar bewußt – Angst davor.

Während der Geburt fühlt sich eine solche Frau hilflos. Sie weiß nicht, was mit ihrem Körper geschieht, geschweige denn, was sie tun kann. Der Mann erlebt, wie die Frau, die er liebt, leidet, und er ist ebenfalls hilflos.

Die unvorbereitete Frau muß in irgendeiner Weise auf die sogenannten »Wehen« reagieren. Aber wie? Nachdem ihr nie jemand gesagt hat, wie sie sich verhalten soll, reagiert sie auf urtümlichste Weise: Sie spannt ihren ganzen Körper während jeder Kontraktion an. Diese Anspannung bewirkt, daß die Kontraktion schmerzhaft wird, und der »Angst-Spannung-Schmerzen«-Zyklus nimmt seinen Lauf.

Eine verkrampfte, ängstliche Frau hält möglicherweise während der Geburtsarbeit ihren Atem an oder atmet falsch und bringt so ihren Sauerstoffhaushalt aus dem Gleichgewicht. Nach einer Weile wird sie dadurch noch angespannter, erschöpfter und hält sich nur noch schwer unter Kontrolle.

Einer unvorbereiteten Frau scheinen die Kontraktionen ewig zu dauern. Manchmal kann sie weder Anfang noch Ende wahrnehmen. Der Zustand der Angst und Spannung bringt sie bald an den Rand der Erschöpfung. Wenn sie erschöpft ist, erscheint ihr jede intensive Empfindung schmerzhaft und schwer zu bewältigen.

Alle diese Faktoren – Angst, Unwissenheit, Spannung, Unausgeglichenheit des Sauerstoffhaushalts und Erschöpfung – tragen zum Unwohlsein der Frau während Geburtsarbeit und Entbindung bei. Sie fühlt jede Kontraktion mit größerer Intensität, hat Angst während deren Verlauf und fürchtet sich vor der nächsten. Jede Kontraktion ist für sie ein Signal dafür, daß wieder Schmerzen auf sie zukommen.

Geburtsunterricht

Während des Unterrichts erfährt die Frau nicht nur, was während der Geburtsarbeit und der Entbindung in ihrem Körper vorgeht, sondern sie erlernt auch Techniken, die ihr helfen, ihren Körper zu beherrschen. Statt sich gegen die Gebärmutterkontraktionen anzuspannen, kann sie ihren Körper ganz bewußt entspannen. Sie lernt auch, jede Kontraktion mit einer spezifischen Atemmethode zu beantworten, die ihren Körper mit genügend Sauerstoff versorgt. Und – was vielleicht noch wichtiger ist – sie gibt ihr den richtigen positiven Reflex, auf den sie sich während jeder Kontraktion konzentrieren kann. Die Frau lernt, den Anfang, den Höhepunkt und das Ende einer jeden Kontraktion wahrzunehmen und kann die Intervalle dazu benutzen, ihre Energiereserven wieder aufzufüllen. Ihr Mann ist genauestens informiert, wie er ihr helfen kann. Für eine vorbereitete Frau ist die Kontraktion ein Signal, mit der Arbeit anzufangen.

Diese Faktoren – eine positive Einstellung, Wissen, Zuversicht, Entspannung, Beherrschung der Atemtechniken und die Fähigkeit, Energie zu sparen – bereiten eine Frau darauf vor, eine aktive, erfüllende Rolle während der Geburt zu übernehmen.

Was ist die Lamaze-Methode?

Die Lamaze-Methode bereitet eine Frau gefühlsmäßig, verstandesmäßig, seelisch und körperlich auf die Geburt vor. Die aufgeklärte Frau hat zu der Geburt eine positive Einstellung. Sie kennt die Vorgänge der Geburtsarbeit und Entbindung und weiß, wie sie *mit* den Funktionen ihres Körpers arbeiten muß. Sie ist seelisch darauf vorbereitet, sich voll und ganz einzusetzen. Mit Hilfe von entsprechenden Techniken wurde sie körperlich trainiert, den Anforderungen der Geburt gewachsen zu sein.

Die Lamaze-Methode stützt sich auf die Lehre des russischen Physiologen Iwan Petrowitsch Pawlow (1849–1936) von den konditionierten (bedingten) Reflexen. Diese Theorie besagt, daß das Hirn darauf trainiert werden kann, ein bestimmtes Signal anzunehmen, es zu analysieren und mit einem entsprechenden Reflex darauf zu reagieren.

Russische Psychologen trainierten schwangere Frauen, auf Uteruskontraktionen mit einem positiven Reflex zu reagieren. Sie erkannten, daß Frauen, die gelernt hatten, die Geburt als ein positives Erlebnis zu betrachten und auf die Kontraktionen mit wirksamen Atem- und Entspannungstechniken zu reagieren, die Geburt mit einem Minimum an Schmerzen erlebten. Der hohe Grad an Aktivität, den diese Techniken erfordern, erwies sich zudem als Ablenkung, was wiederum bewirkte, daß Schmerzen vermindert wurden. Diese Methode nannten sie »Psychoprophylaxe«.

Die Russen stellten dieses Programm auf einem gynäkologischen Kongreß in Paris im Jahre 1952 vor. Dort erfuhr Dr. Lamaze, der damals Leiter einer Geburtshilfeklinik war, zum ersten Mal davon. Er reiste nach Rußland, um sich mit der Methode näher vertraut zu machen. Die beschleunigte, adaptierte Atemtechnik fügte er der russischen Methode zu und begann in Frankreich diese, von ihm abgeänderte Methode zu lehren, die heute dort als »Accouchement sans Douleur« – als »Die schmerzlose Geburt« – bekannt ist. Diese Methode wird überall in Europa, Südamerika, Afrika und in den Vereinigten Staaten praktiziert, ebenso wie in einigen östlichen Ländern. Seit Dr. Lamazes Tod steht sein Nachfolger, Dr. Pierre Vellay, leitend und führend an der Spitze der internationalen Bewegung.

Abänderung der Lamaze-Methode

In den USA weicht die Lamaze-Methode noch weiter von dem ursprünglichen Konzept ab, besonders hinsichtlich des Gebrauchs von Schmerzlinderungsmitteln, der Bewertung des Schmerzes und des Zusammenhangs der Konditionierungsübungen.

Lamaze bedeutet nicht Geburt ohne schmerzlindernde Mittel

Weil eine aufgeklärte Frau entspannt, informiert und vorbereitet an die Geburt herantritt, braucht sie in einem geringeren Maße schmerzlindernde Mittel. Ihre Vorbereitung verringert die Notwendigkeit einer Narkose bei einer normalen Entbindung oder schließt sie aus. Jedoch hat die auf die Geburt vorbereitete Frau auch gelernt, daß es – um ihrer eigenen oder der Sicherheit des Babys willen – erforderlich sein könnte, daß der Arzt eingreift. Sie ist bereit, mit dem sie betreuenden Klinikpersonal aufs engste zusammenzuarbeiten und es zu unterstützen. Für sie ist es von primärem Interesse, daß sie ein gesundes Baby zur Welt bringt; wie das geschieht, ist sekundär.

Lamaze bedeutet nicht schmerzlose Geburt unter allen Umständen

Obwohl manche Frauen eine schmerzlose Geburt erleben, gibt es gewisse physische Faktoren, die selbst bei der besten Vorbereitung richtige Schmerzen verursachen können. Der Körperbau der Frau, die Größe des Babys, die Art der Kontraktionen und Komplikationen während der Geburtsarbeit sind nur einige der physischen Probleme, die zu Schmerzen führen können. Obwohl das Training dazu beiträgt, den Schmerzfaktor wesentlich herabzusetzen, ist es nicht Ziel der Vorbereitung, eine ganz und gar schmerzlose Geburt zu ermöglichen, sondern vielmehr die Geburt zu einem ertragbaren, positiven Erlebnis zu machen. Selbst wenn Schmerzen auftreten, betrachtet die vorbereitete Mutter die Geburtsarbeit und Entbindung als eine Zeit der Aktivität. Arbeit, Konzentration und Zuversicht stehen einer Zeit der Passivität, Hilflosigkeit, Angst und des Leidens positiv gegenüber.

Lamaze ist nicht »natürliche Geburt«

Grantley Dick-Read erkannte die Wichtigkeit der positiven Haltung der Frau bei der Geburt, aber er machte bei dem philosophischen Aspekt der Geburt halt. Die »natürliche Geburt« basiert auf positiver Einstellung, passiver Entspannung und einem Hauch von Mystik. Besonderes Schwergewicht ist auf die »Leistung« der Frau gelegt. Die Lamaze-Methode ist, ganz im Gegenteil dazu, auf wissenschaftlichen Prinzipien aufgebaut. Sie hilft der Frau dank fundierter Erkenntnisse, mit ihren Kontraktionen fertig zu werden. Die Frau lernt, auf die Kontraktionen mit »unnatürlichen«, jedoch wirksamen Reflexen zu antworten.

Befürworter der Lamaze-Methode wenden auch schmerzstillende und schmerzbetäubende Mittel an und nehmen geburtshilfliche Eingriffe vor, wenn die Situation dies erfordert. Wichtig ist die innere Einstellung der Frau, nicht ihre Leistung.

Vorteile der Lamaze-Methode

Der größte Vorteil der Lamaze-Methode liegt wahrscheinlich darin, daß der Frau die Möglichkeit gegeben wird, bei einem der kreativsten Ereignisse ihres Lebens eine aktive Rolle zu übernehmen. Die Frau sieht der Geburt zuversichtlich und informiert entgegen; sie bewahrt Kontrolle und Haltung während der ganzen Geburtsarbeit. Als Mitwirkende bei dem aufregenden Ereignis der Geburt ihres Kindes erlebt sie dies unter Wahrung ihrer Menschenwürde als erfüllend.

Dem mit einbezogenen Vater wird ein einmaliges und wunderschönes Erlebnis zuteil – aktiv bei der Geburt seines Kindes mitzuhelfen. Er ist Bestandteil des Teams und wird nicht als ein bazillentragender Fremdkörper in das Wartezimmer verbannt. Mann und Frau kommen sich näher, indem sie dieses Erlebnis teilen, und ihre Zuneigung zueinander wächst.

Die wenigen Stunden, die die Geburt Ihres Kindes dauert, werden zu den ergreifendsten und intensivsten Ihres Lebens gehören. Eine Geburt ist oft im Zusammenleben eines Paares das erste bedeutungsvolle Ereignis, das seinen totalen Einsatz fordert. Bei dieser wichtigen Aufgabe Kontrolle und Haltung zu bewahren, zeugt neues Vertrauen zwischen Mann und Frau.

Viele Meinungen sind zu der Fragestellung laut geworden, welche Vorteile eine vorbereitete Geburt für das Baby hat. Sicherlich ist es vorteilhaft, die Notwendigkeit von Medikamenten auf ein Mindestmaß zu beschränken. Der größte Vorteil für das Kind besteht jedoch wahrscheinlich darin, in eine Atmosphäre der Harmonie und Kooperation hineingeboren zu werden.

Da vorbereitete Paare gut informiert sind und verstehen, was vorgeht, fällt es ihnen leicht, mit Arzt und Hebamme im Team zusammenzuarbeiten, auf das Ziel hin, mittels einer sicheren, befriedigenden Entbindung ein gesundes Kind zur Welt zu bringen.

Vorbereitung auf die Geburt

Die kommenden Kapitel werden Sie auf die Geburt vorbereiten. Sie beschreiben aufs genaueste die Anatomie der werdenden Mutter, die Mechanismen der Geburtsarbeit und Entbindung, Techniken der aktiven Muskelentspannung, Atemübungen, und zum Schluß die Geburt selbst.

Da dieses Buch nicht von Fachleuten, sondern von Laien geschrieben worden ist, möchten wir medizinische Fragen und spezielle Techniken der Geburtshilfe nicht erörtern. Dies sind Themen für Ihren Arzt. Bei der Klinikanmeldung sollten Sie sich über die dortigen Vorschriften und Gegebenheiten erkundigen und herausfinden, welche Einstellung man zu Medikamenten hat.

Die Techniken, die Sie in diesem Buch lernen, werden Sie befähigen, bei der Geburtsarbeit *mit* Ihren Gebärmutterkontraktionen zu arbeiten. Sie bedingen Reflexe für die anstrengende Geburt.

Je leichter die Geburtsarbeit ist, desto leichter können Sie Ihre Aufgabe bewältigen. Genauso wie eine Frau hübsch oder intelligent sein kann, so kann sie auch eine leichte Geburtsarbeit haben. Wenn Sie Glück haben, ist Ihre kurz, leicht und »normal«. Sie kann aber auch lang, schwer und kompliziert sein. Sie können sich nicht aussuchen, wie die Ihre einmal verlaufen wird. Sie müssen darauf vorbereitet

sein, mit Entschlußkraft und Ausdauer an die Geburtsarbeit heran-
zugehen, wie an jede andere schwierige Aufgabe auch, aber versuchen
Sie nicht, eine Märtyrerin oder Heldin zu sein.

Eine vorbereitete Mutter, moderne Geburtshilfemethoden und Anäs-
thetika ergänzen sich gegenseitig. Das Ziel aller Vorbereitungen ist
ein gesundes Baby und ein positives Erlebnis; wie Sie entbinden,
ist zweitrangig. Erfolg heißt hier, ein Baby zu bekommen – es gibt
kein Versagen.

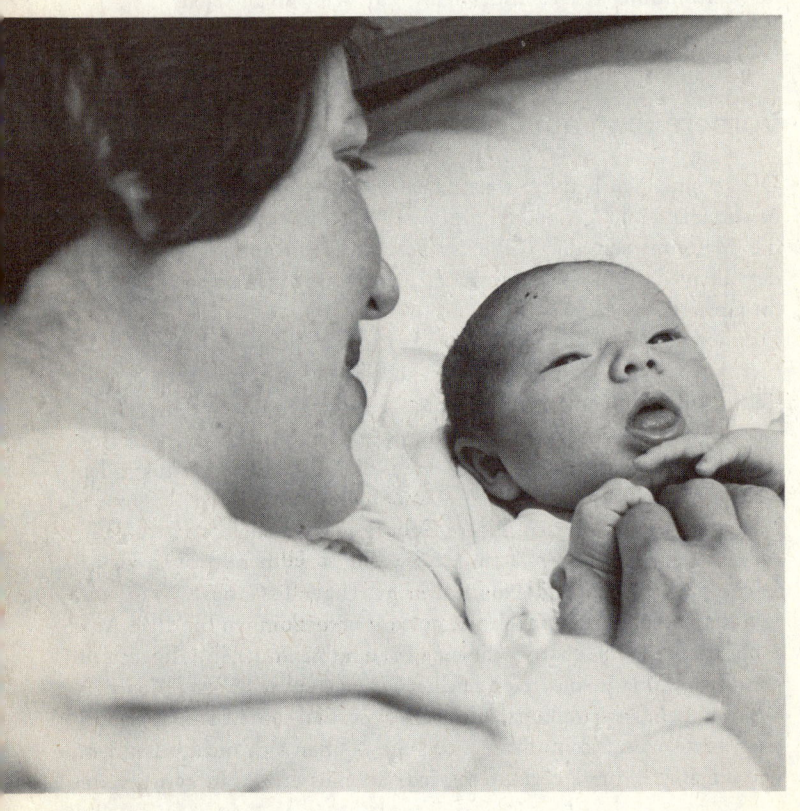

2. Anatomie

Verständnis und Wissen sind Grundlagen der Geburtsvorbereitung. Die unvorbereitete Frau weiß bei der Geburt nichts oder nur wenig über ihren Körper und was in ihm vorgeht. Aber *Sie* werden es wissen.

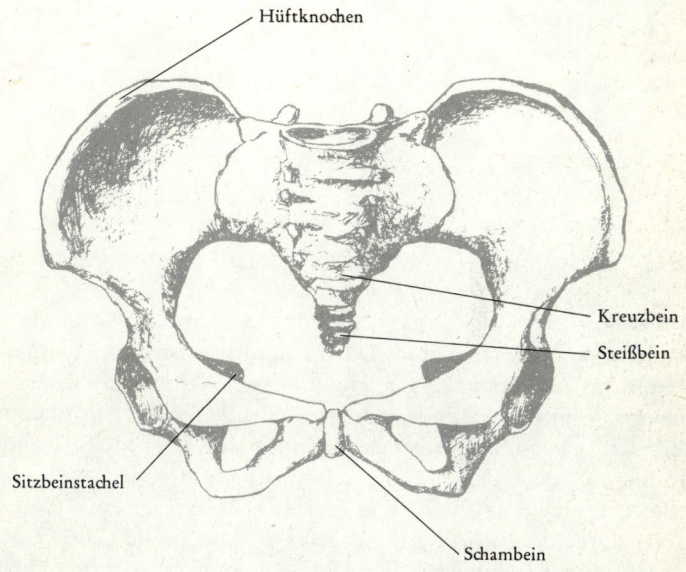

Hüftknochen

Kreuzbein

Steißbein

Sitzbeinstachel

Schambein

Welche Teile des Organsystems und des Knochengerüsts werden während der Schwangerschaft, Geburtsarbeit und Entbindung in Anspruch genommen? Erfühlen Sie zuerst einmal die Beckengegend: Legen Sie beide Hände oben auf die Hüftknochen und führen Sie die Fingerspitzen nach vorne unten zum *Schambein* – der knochigen Erhöhung. Legen Sie jetzt die Hände nochmals auf die Hüftknochen und führen Sie sie nach hinten und soweit es geht nach unten. Dabei spüren Sie das *Kreuzbein* und *Steißbein*. Diese Knochen bilden das *Becken*, in dem sich im wesentlichen alle Vorgänge der Schwangerschaft, Geburtsarbeit und Entbindung abspielen.

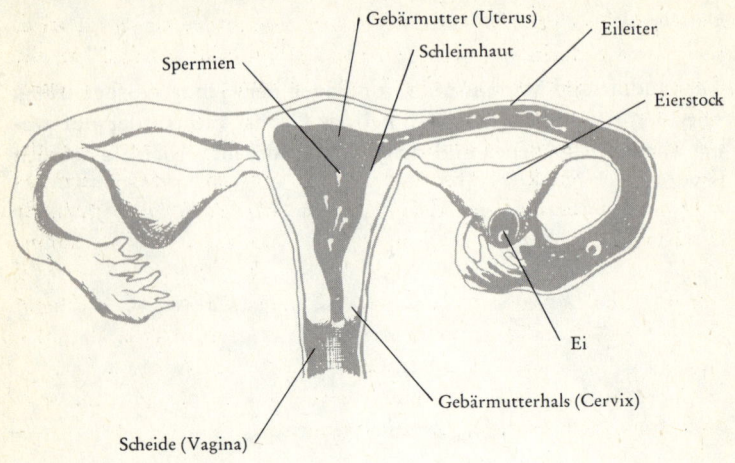

Gebärmutter (Uterus)

Schleimhaut

Eileiter

Spermien

Eierstock

Ei

Gebärmutterhals (Cervix)

Scheide (Vagina)

Im Becken liegen die Organe, die für Zeugung und Wachstum des Kindes verantwortlich sind. Das Hauptorgan ist die *Gebärmutter* (Uterus), ein dickwandiger Hohlmuskel. An beiden Seiten des Uterus, vom oberen Ende, zweigen die *Eileiter* ab. Am Ende der Eileiter, etwas untergeschoben, befinden sich zwei kleine mandelförmige Organe, die *Eierstöcke*. Im Verlaufe des monatlichen Zyklus tritt eine reife *Eizelle* ihre drei- bis sieben Tage lange Wanderung durch die Eileiter an und gelangt dann in die Gebärmutter. Jeden Monat bereitet sich der Uterus darauf vor, ein befruchtetes Ei zu empfangen, indem er seine Wände mit einer Nahrungsschicht versieht. Wenn ein nicht befruchtetes Ei die Eileiter passiert, kommt es zur Menstruation und damit zum Ausstoßen dieser Schleimhautschicht. Wenn die Eizelle jedoch durch eine *Samenzelle* (Sperma) befruchtet wurde, beginnt der Teilungs- und Multiplikationsprozeß. Das befruchtete Ei nistet sich in der Gebärmutterschleimheit ein, die auf dessen Aufnahme gut vorbereitet ist.

Ein Teil des Eies setzt sich in der Uteruswand fest und entwickelt sich allmählich zum *Mutterkuchen* (Placenta), mit dem das Baby durch die *Nabelschnur* verbunden ist und über den sich der Nahrungsaustausch zwischen Mutter und Kind vollzieht. Die Uterushöhle ist mit *Fruchtwasser* gefüllt, durch das das Baby bei konstanter Temperatur gehalten und vor Stößen von außen geschützt wird. Es kann sich darin frei bewegen. Die *Eihäute* bilden die Blase, die das Fruchtwasser enthält. Das Kind schwimmt regelrecht in einer »mit Wasser gefüllten Blase«.

Die birnenförmige Gebärmutter ist in zwei Abschnitte unterteilt. Der obere, dreieckige Abschnitt ist der Uterushohlraum, der das Baby trägt. Den unteren Abschnitt bildet der *Gebärmutterhals*. Er ist röhrenförmig und wird Cervix uteri – kurz Cervix – genannt. Nach unten, zur *Scheide* (Vagina) hin, wird er abgeschlossen von einem festen Muskelring, dem sogenannten *Muttermund*. Durch diese Öffnung der Gebärmutter zur Scheide – dem Geburtskanal – hin, gelangt das Kind nach draußen. Da das Gewebe der Vagina sehr elastisch ist, gleitet das Baby, wenn der Gebärmutterhals erst geöffnet ist, mit relativer Leichtigkeit hinaus.

Der Embryo in der Gebärmutter

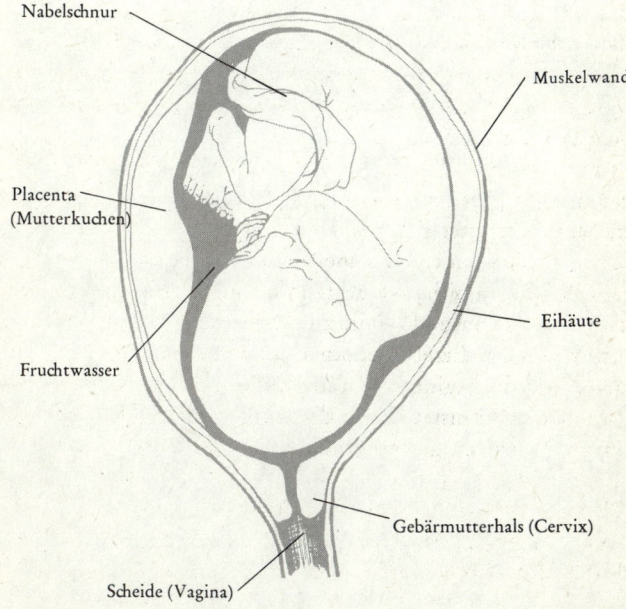

Nabelschnur

Muskelwand

Placenta
(Mutterkuchen)

Eihäute

Fruchtwasser

Gebärmutterhals (Cervix)

Scheide (Vagina)

Der *Beckenboden* (s. Zeichnung) besteht aus verschiedenen mit den Körperöffnungen funktional zusammenwirkenden Muskelschichten. Vorne liegt die *Harnröhrenöffnung* (Urethra), aus der man uriniert, dahinter die *Scheide* (Vagina) und zuletzt der *After* (Anus). Um die Muskeln, die diese Öffnungen umschließen, zu »spüren«, machen Sie bitte die folgenden Übungen: Pressen Sie, als ob Sie urinieren müßten, dann spüren Sie die Muskeln um die Urethra. Pressen Sie wie beim Stuhlgang; dabei spüren Sie die Muskeln um den *Enddarm* (Rektum). Pressen Sie wie beim Urinieren und ziehen Sie nun die Muskeln zusammen, als ob Sie den Fluß stoppen wollten; jetzt fühlen Sie die Scheidenmuskulatur. Wenn Sie diese letzte Übung ganz bewußt durchführen, können Sie merken, wie sich die Muskeln vor und hinter der Vagina zusammenziehen. Es ist von großem Vorteil – während der Entbindung und im täglichen Leben – wenn diese Muskeln straff sind. Es wäre ausgezeichnet, wenn Sie diese sogenannte »Kegel-Übung« jeden Tag für den Rest Ihres Lebens ausführen würden.

Der Beckenboden

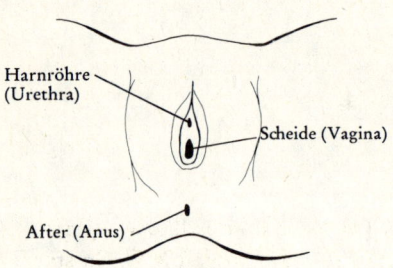

Harnröhre (Urethra)

Scheide (Vagina)

After (Anus)

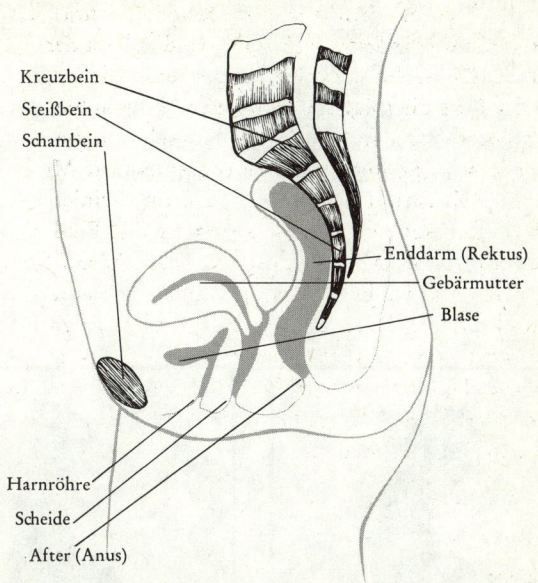

Kreuzbein
Steißbein
Schambein
Enddarm (Rektus)
Gebärmutter
Blase
Harnröhre
Scheide
After (Anus)

Körperliche Übungen

Das folgende Körper-Training soll die während der Schwangerschaft und Geburtsarbeit benötigten Muskeln stärken und dazu beitragen, daß Sie während der Entbindung wirkungsvoller pressen können. Es soll auch zu einem guten Muskeltonus nach der Geburt verhelfen.

Natürlich begrenzt sich die Schwangerschaftsgymnastik nicht auf diese Übungen. Sie können noch andere ausgezeichnete Schwangerschaftsübungen aus anderen Büchern oder von Ihrem Arzt erfahren. Setzen Sie täglich zwei Übungsstunden an, vielleicht eine morgens und eine abends, und führen Sie dabei jede Übung dreimal aus.

Haltung

Es kann nicht oft genug betont werden, wie wichtig eine gute Haltung ist. Sie lindert Rückenschmerzen und bewirkt, daß Sie sich wohler fühlen und besser aussehen.

Ziehen Sie das Gesäß ein, schieben Sie das Becken nach vorne, damit es mit der Wirbelsäule eine gerade Linie bildet, Schultern leicht zurück, Arme entspannt, Kopf gerade und Kinn zurück.

Wie oft? Jederzeit.

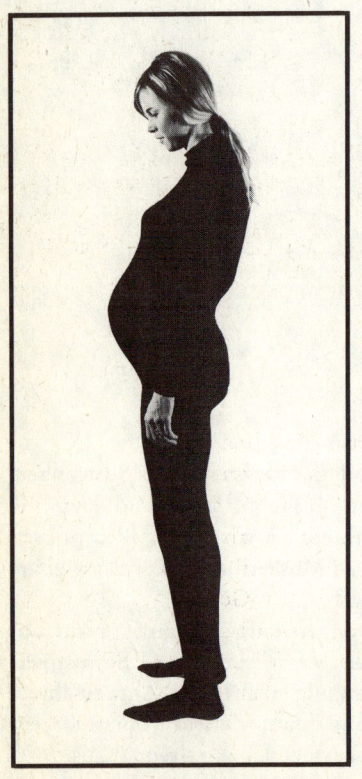
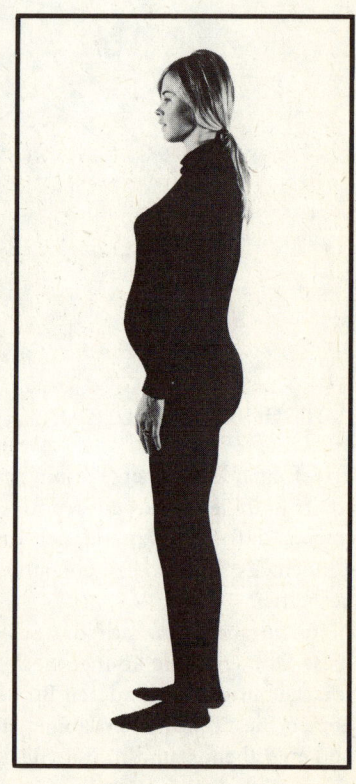

Beckenbodenmuskeln

Gute Standardübung mit vielseitiger Wirkung.

Ausgangsposition: Legen Sie sich auf den Rücken, halten Sie die Beine gerade, die Knöchel überkreuzt.

Gesäßmuskulatur anspannen. Angespannt lassen. Beine zusammen-pressen. Oberschenkelmuskel zusammenziehen. Dann Beckenboden-muskeln (Urethra, Vagina, Anus) anspannen. Alle Muskeln kurz angespannt lassen, dann wieder entspannen.

Wie oft? Zweimal täglich dreimal hintereinander.

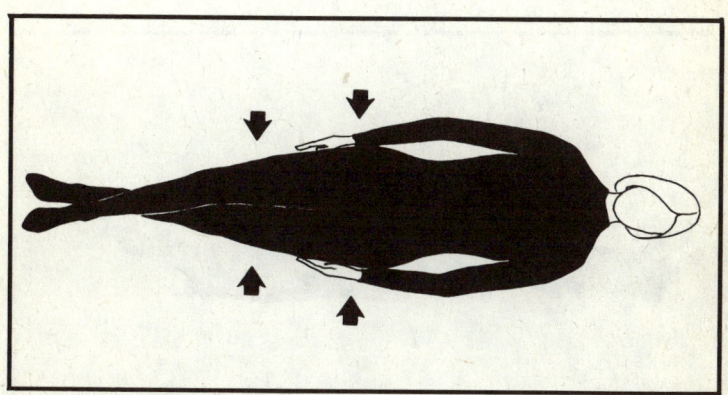

Kegel-Übung. Ausgezeichnet zur Kräftigung der vaginalen Muskeln.

Position: stehend, sitzend oder liegend.

Pressen Sie wie beim Urinieren. Dann ziehen Sie die Muskeln zusammen, als ob Sie den Fluß stoppen wollten. Wenn Sie Schwierigkeiten mit dieser Übung haben, dann führen Sie sie beim Urinieren aus. Lassen Sie Urin. Dann spannen Sie die Muskeln an, um den Fluß zu stoppen. Halten Sie einen Moment inne und wiederholen Sie die Übung.

Wie oft? So oft wie möglich für den Rest Ihres Lebens.

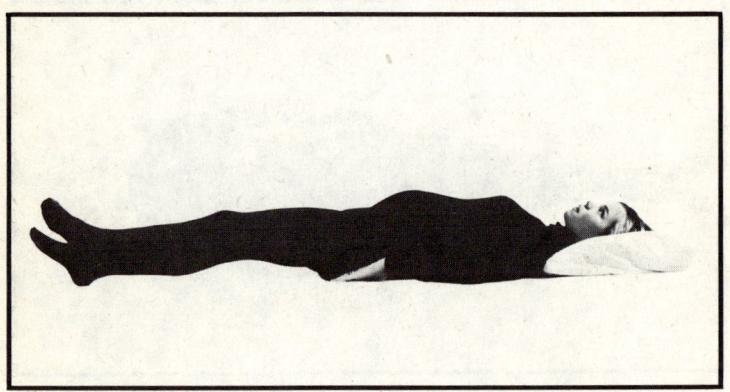

Bauchmuskulatur

»Beckenwiegen«. Sehr gut gegen Rückenschmerzen.

Position: auf dem Boden liegend, Knie gebeugt, Füße flach auf dem Boden.

Stellen Sie sich Ihre Hüften als Schwenkpunkt vor. Spannen Sie Gesäß und Bauchmuskeln an, richten Sie das Becken auf, wobei das Kreuz flach gegen den Boden gedrückt wird. Dann entspannen Sie sich wieder, wobei das Becken nach unten geschoben wird und ein Hohlkreuz entsteht. Dreimal wiederholen.

Wie oft? Zweimal täglich hintereinander.

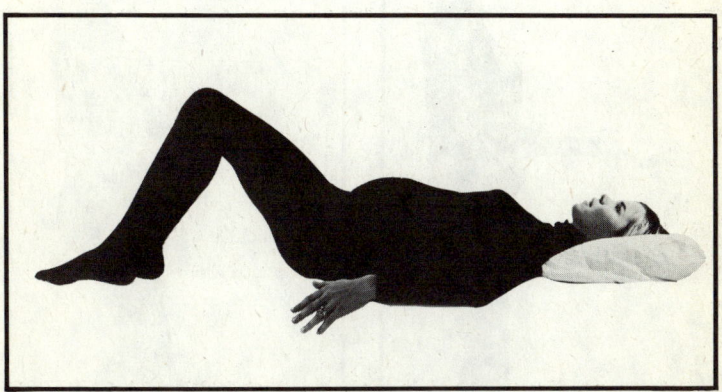

Variation. Auf den Rücken legen, Beine angewinkelt, Füße flach auf den Boden. Spannen Sie die Gesäßmuskeln, drücken Sie das Kreuz flach auf den Boden und schieben Sie das Becken nach vorne. Heben Sie in dieser Stellung langsam ein Bein an und strecken Sie es aus. Lassen Sie es mit durchgedrücktem Knie langsam zum Boden zurücksinken. Dann kehren Sie zu der entspannten Ausgangsstellung mit angewinkeltem Bein zurück.

Wie oft? Dreimal täglich.

35

Variation. Stehend. Halten Sie die Hände unter eine Tischplatte, stellen Sie sich gerade hin, die Füße flach auf dem Boden. Stellen Sie sich auf die Zehenspitzen, lassen Sie die Schultern fallen. Ziehen Sie die Gesäßmuskeln zusammen, schieben Sie das Becken nach vorne und ziehen Sie sich leicht am Tisch hoch. Kehren Sie zur Ausgangsstellung zurück.

Wie oft? Zweimal täglich dreimal hintereinander.

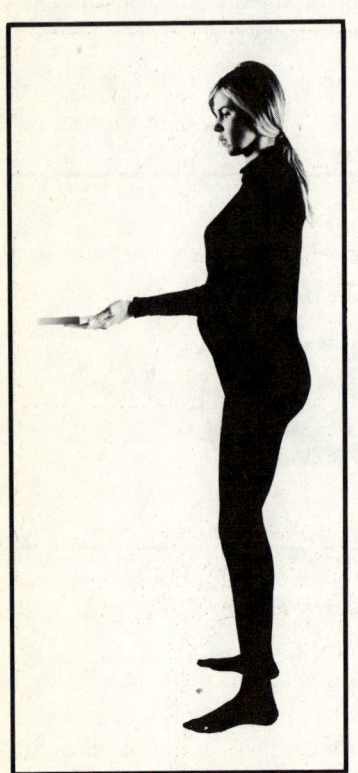 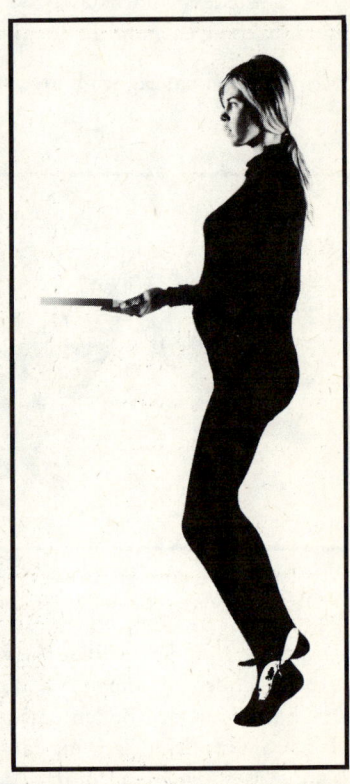

Variation. Auf allen vieren. Kopf hoch, Kreuz hohl, Bauch in Richtung Boden drücken. Gesäßmuskeln spannen, Becken nach vorne schieben, Rücken krümmen (»Katzenbuckel«), Kinn anziehen. Zur Ausgangsstellung zurückkehren.

Wie oft? Zweimal täglich dreimal hintereinander.

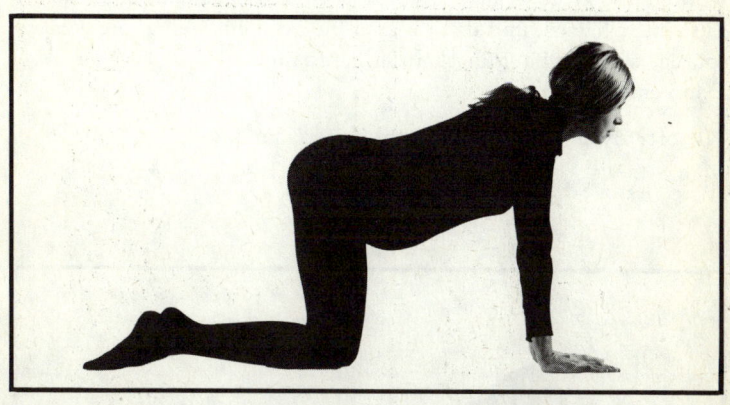

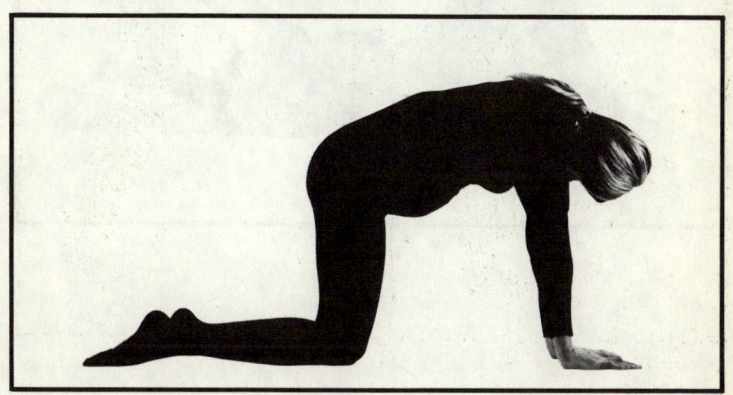

»Die Kerze ausblasen.« Sehr gut zur Stärkung der Bauchmuskulatur.

Position: auf dem Rücken liegend, Kissen unter dem Kopf, Beine angewinkelt, Füße flach auf dem Boden.

Stellen Sie sich eine brennende Kerze vor, die etwa 30 cm von Ihren Lippen entfernt ist. Atmen Sie erst tief ein, dann ganz natürlich aus. Nun schürzen Sie ohne noch einmal Atem zu holen Ihre Lippen und blasen Sie weiter, als ob Sie die brennende Kerze auslöschen wollten und zwar solange, bis Sie das Gefühl haben, als ob Sie keine Luft mehr hätten, und dann blasen Sie noch ein wenig. Sie werden spüren, wie Ihre Bauchmuskeln sich anspannen.
Dann entspannen.

Wie oft? Zweimal täglich dreimal hintereinander.

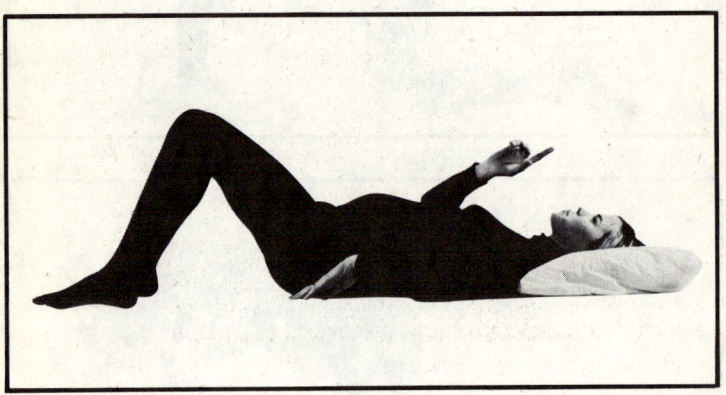

Dehnungsübung

Schneidersitz. Auf dem Boden sitzend, Füße an den Knöcheln über-kreuzt. Drücken Sie die Knie leicht auseinander gegen den Boden zu.

Wie oft? Zweimal täglich dreimal hintereinander.

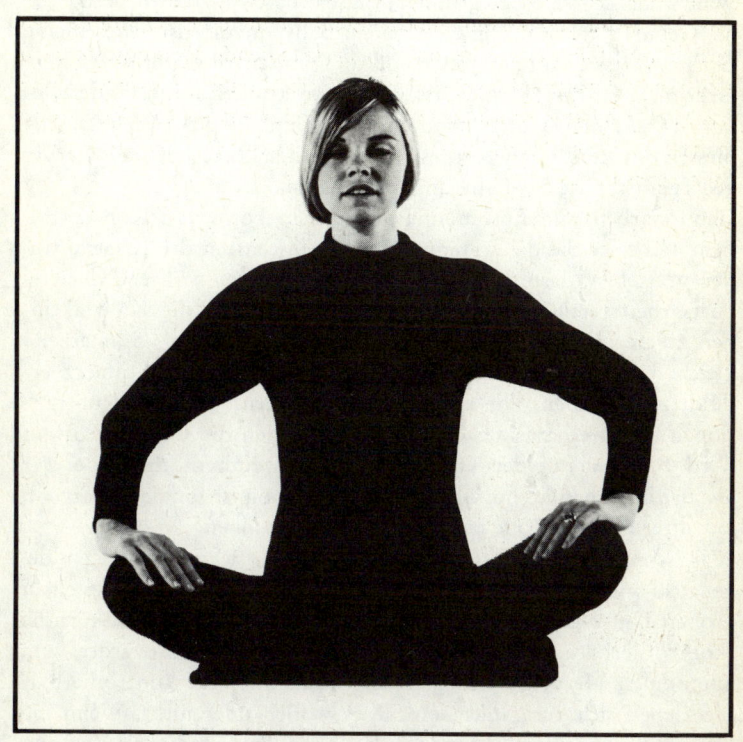

3. Geburtsarbeit und Entbindung

Kontraktionen

Wahrscheinlich eine der größten Ängste, die eine Frau in bezug auf die Geburt hat, ist die Frage, wie ein Baby die offensichtlich kleine Öffnung passieren kann, ohne daß dies grauenvolle Schmerzen verursacht. Es ist Ziel der Gebärmutterkontraktionen während der Geburtsarbeit, den Muttermund auf ungefähr 10 cm – den Durchmesser des kindlichen Kopfes – zu eröffnen. Nachdem die Cervix geöffnet ist, tritt das Baby durch die Vagina heraus.

Geburtsarbeit und Entbindung erfolgen in Form von Kontraktionen. Je besser Sie die Rolle und die Eigenschaften der Kontraktionen verstehen, desto besser werden Sie mit ihnen während der Geburtsarbeit fertig. Eine unvorbereitete Frau setzt die Kontraktionen zu Beginn der Geburtsarbeit mit »Wehen« oder »Schmerzen« gleich. Die Kontraktion ist für sie das Signal, einen Schmerz erdulden zu müssen. Die aufgeklärte Frau lernt, daß die Kontraktionen den Mechanismus darstellen, durch den die Cervix geöffnet wird. Sie sieht in jeder Kontraktion einen weiteren Schritt, der zur Geburt ihres Kindes hinführt. Die Kontraktion ist für sie das Signal, mit ihrer aktiven Rolle bei der Geburt zu beginnen.

Was ist eine Kontraktion? Die Gebärmutter ist ein Muskelgebilde, genauso wie die Muskulatur in Ihrem Arm. Allerdings gibt es einen großen Unterschied. Die Muskeln in Ihrem Arm sind willkürliche (kontrollierbare) Muskeln, die Uterusmuskeln dagegen werden vom autonomen Nervensystem gesteuert. Sie sind nicht kontrollierbar. Sie ziehen sich zusammen, ob Sie es wollen oder nicht. Wenn die Geburtsarbeit einmal begonnen hat, können Sie diesen Vorgang nicht mehr willentlich unterbrechen oder aufhalten. Durch das Zusammenziehen dehnen die Muskeln der Gebärmutter den Muttermund bis er eröffnet ist und treiben das Baby aus.

Um die Eigenart der Kontraktionen zu verstehen, wird es Ihnen helfen, auf die während des achten und neunten Schwangerschaftsmonats auftretenden Kontraktionen zu achten. Diese Schwangerschaftskontraktionen werden »Braxton-Hicks-Kontraktionen« genannt, nach dem Mann, der in der medizinischen Literatur zum ersten Mal darauf verwies.

Obwohl diese Kontraktionen in ihrer Art ganz anders sind als die während der Geburtsarbeit, werden Sie Ihnen doch helfen, sich mit dem Gefühl einer »echten« Kontraktion vertraut zu machen.

Wenn eine Kontraktion beginnt, legen Sie Ihre Hände oben auf die Gebärmutter. Sie fühlen, wie die Muskeln sich verhärten, sich anspannen. Die Spannung beginnt beim Schambogen, dehnt sich auf die Leistengegend aus und erstreckt sich dann auf den ganzen Uterus. Der Uterus wird hart, bleibt einen Moment angespannt und wird dann zunehmend weicher, bis er den Normalzustand wieder erreicht hat. Dies kann insgesamt 30 bis 60 Sekunden dauern. Während der Geburtsarbeit werden die Kontraktionen ähnlich sein, mit drei großen Unterschieden: sie sind intensiver und dauern länger und treten regelmäßig auf.

Man kann das Anwachsen und Abklingen einer Kontraktion mit dem Anschwellen und Verebben einer Welle vergleichen. Sie beginnt langsam, wird stärker in ihrer Intensität, erreicht ihren Höhepunkt und verklingt wieder. Vielleicht hilft es Ihnen während der Geburtsarbeit, sich die Kontraktion als Welle vorzustellen – Sie sehen, wie sie anschwillt, bricht und wieder verebbt. Wenn Sie jemals in der Meeresbrandung geschwommen sind, dann wissen Sie auch, daß die Wellen einen umwerfen und mitreißen können, wenn man sich ihnen entgegenstellt. Läßt man sich jedoch im Wasser treiben und arbeitet man mit der Welle zusammen, dann behält man die Kontrolle. Die Welle, wie auch die Kontraktionen, sind mächtige Naturkräfte. Der beste Weg, sie unter Kontrolle zu halten, ist mit ihnen zu arbeiten, nicht gegen sie.

Während des ersten Teils einer Kontraktion können Sie Ihre Atem- und Entspannungsübungen leicht anwenden. Wenn die Kontraktion ihren Höhepunkt erreicht, müssen Sie hart arbeiten, um sie zu kontrollieren. Da eine Kontraktion insgesamt nur 60 Sekunden dauert und der Höhepunkt nur einige Sekunden, haben Sie in der Regel jedes Mal nur 20 bis 30 Sekunden wirklich harte Arbeit zu leisten. Zwischen jeder Kontraktion haben Sie 1 bis 5 Minuten Pause.

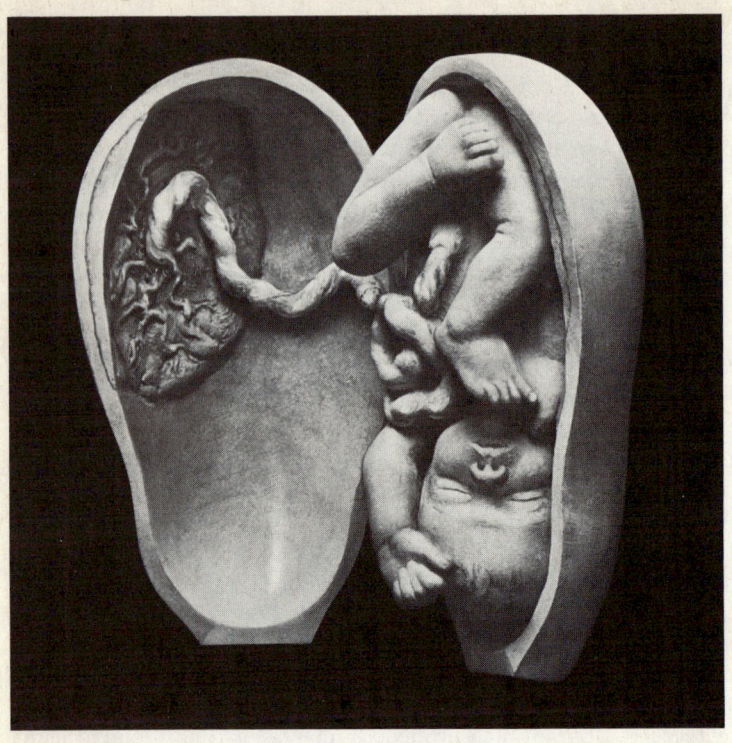

Die Nabelschnur verbindet das Baby mit dem Mutterkuchen, der
Plazenta.

Geburtsarbeit und Entbindung

Arzt und Hebamme teilen die Geburt gewöhnlich in drei Abschnitte auf: Eröffnungsphase, Austreibungsphase und Ausstoßen der Plazenta. Für unsere Zwecke wollen wir aber den Geburtsvorgang in vier Abschnitte zerlegen:

1) Hochziehen oder »Verstreichen« des Gebärmutterhalses, 2) Eröffnung der Cervix, 3) Übergangsphase, 4) Austreibungsphase. Die Nachgeburt erfordert nur wenig Mitarbeit Ihrerseits und wird deshalb gesondert behandelt.

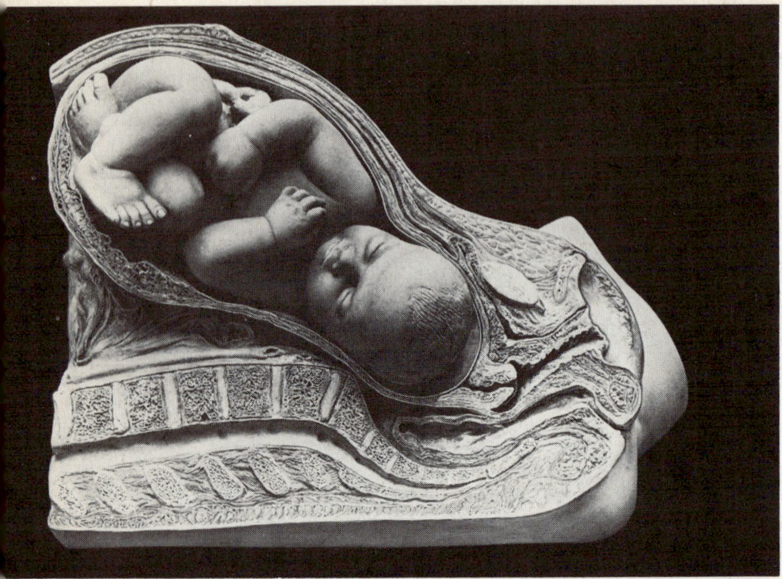

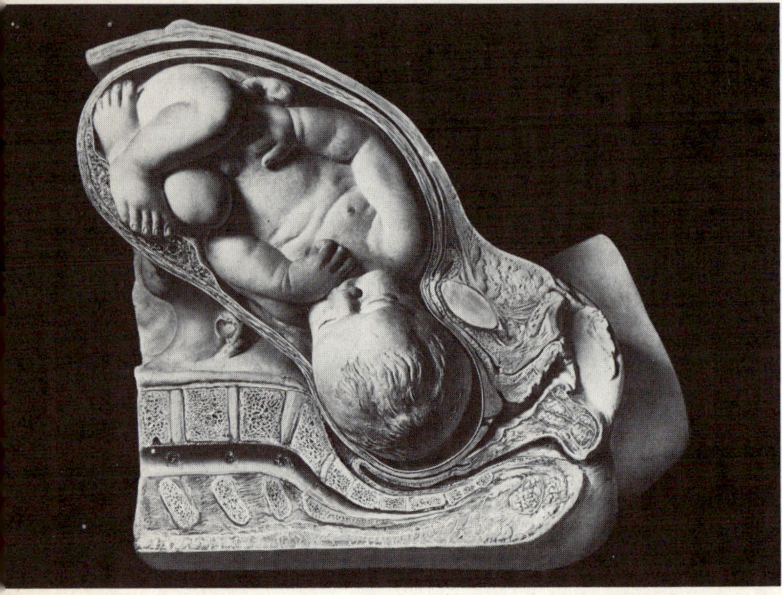

Der Gebärmutterhals wird hochgezogen

Es ist wesentlichste Aufgabe der Geburtsarbeit, den Muttermund so weit zu öffnen, daß der Kopf des Kindes passieren kann. Die Normallage bei der Geburt ist die Schädellage, bei der also der Kopf am unteren Ende der Gebärmutter liegt. Der Gebärmutterhals, ein enger, röhrenförmiger Kanal, stellt den Durchgang vom Uterus zum Geburtskanal, der Vagina, dar. Die Wände bestehen aus einem dicken, elastischen Gewebe, das hochgezogen werden muß, bevor die Gebärmutter sich öffnen kann. Die Geburtsarbeit wird wahrscheinlich so allmählich beginnen, daß Sie anfangs gar nichts davon spüren. Die anfänglich recht schwachen Kontraktionen bewirken, daß der Gebärmutterhals hochgezogen wird. In der Fachsprache nennt man diesen Vorgang »Verstreichen der Cervix«. Diese Kontraktionen dauern 30 bis 60 Sekunden. Die Abstände zwischen den Kontraktionen sind regelmäßig und können zwischen 5 und 20 Minuten betragen.

Wenn Sie im Krankenhaus untersucht werden, wird wahrscheinlich von diesem Vorgang die Rede sein. Die Kontraktionen haben zuerst die Aufgabe, die Cervix aufzulockern und sie hochzuziehen, bis sie eine Einheit mit dem Uterus bildet. Der Arzt oder die Hebamme werden die Cervix vaginal, manchmal auch rektal, untersuchen, um festzustellen, welchen Fortschritt die Kontraktionen bewirkt haben.

Linke Seite oben: Das Kind im letzten Schwangerschaftsstadium. Der Kopf ist bereits in den Beckeneingang der Mutter eingetreten.

Linke Seite unten: Der Gebärmutterhals ist hochgezogen.

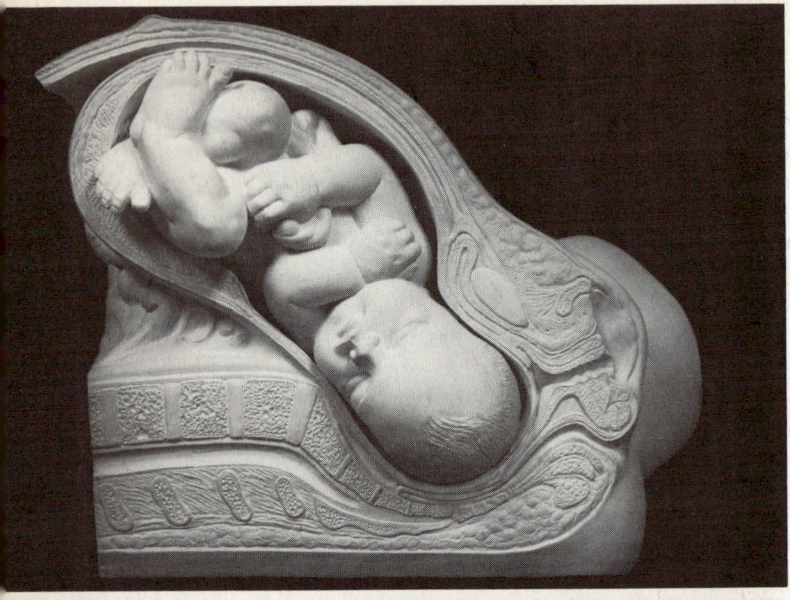

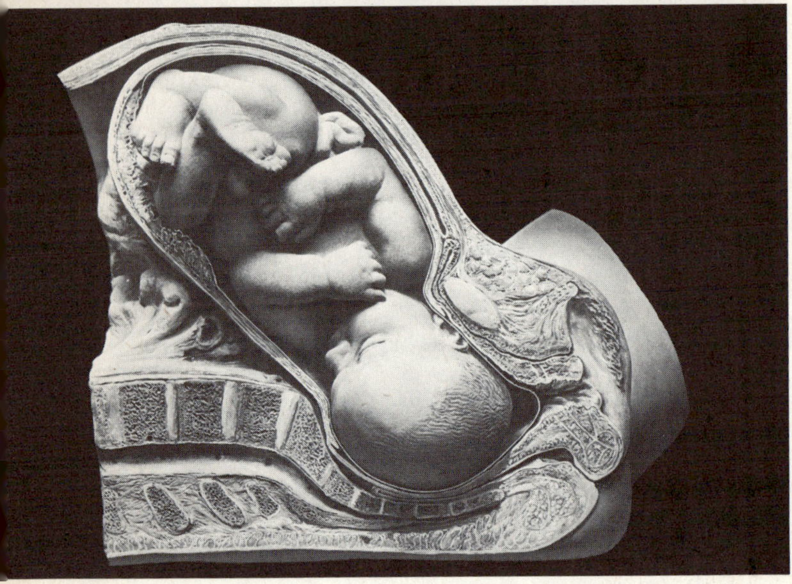

Eröffnen der Cervix

Wenn die Cervix ganz hochgezogen und praktisch zu einem Teil des Uterus geworden ist, beginnt der nächste Abschnitt der Geburtsarbeit – die Eröffnungsperiode. Wähend dieses Abschnitts bewirken die Kontraktionen, daß der Muttermund sich so weit öffnet, daß der kindliche Kopf durchpaßt. Die Eröffnung setzt oft schon ein, wenn die Cervix noch nicht vollends hochgezogen ist. Jede Kontraktion öffnet die Cervix ein wenig weiter. Sobald die Eröffnungsperiode begonnen hat, werden die Kontraktionen zunehmend stärker. Sie dauern ungefähr eine Minute mit Ruhepausen dazwischen von 1 bis 3 Minuten.

Die Hebamme oder der Arzt werden Ihren Fortschritt in Zentimetern beschreiben. Wenn die Cervix ungefähr so weit offen ist wie die Größe einer Fingerkuppe, so ist das 1 cm. Wenn die Öffnung groß genug ist, daß der Kopf durchpaßt, dann hat sie einen Durchmesser von 10 cm erreicht. Jetzt ist die Eröffnung vollständig.

Linke Seite oben: Die Übergangsphase beginnt bald.

Linke Seite unten: Die Austreibungsphase hat begonnen. Die Fruchtblase wölbt sich in den Geburtskanal. Der Kopf des Kindes beginnt sich zu drehen.

Die Übergangsphase

In der Übergangsphase tritt der Kopf des Babys tief in das Becken ein, deshalb fühlen Sie einen Druck auf dem Beckenboden.

Wenn Sie sich gerade an die Eigenart Ihrer Kontraktionen gewöhnt haben, tritt auf einmal, etwa bei 7 cm Eröffnung, ein Wechsel ein. Dieser ist schwer zu beschreiben. Die Kontraktionen werden nicht nur länger und stärker, ihr Ablauf ändert sich auch. Dieser Wechsel findet statt, weil der Uterus, obwohl die Cervix noch nicht vollständig geöffnet ist, sich schon auf die Austreibung umstellt. Für eine relativ kurze Zeit werden die Kontraktionen sehr intensiv. Sie können ein bis zwei Minuten dauern, mit nur kurzen Ruhepausen dazwischen. *Sie müssen sich sehr stark konzentrieren, um kontrolliert auf diese Kontraktionen zu reagieren.*

Die Übergangsphase ist jedoch gewöhnlich sehr kurz; sie dauert manchmal nur 5 bis 10 Minuten. Daran sollten Sie denken.

Ist der Gebärmutterhals vollständig eröffnet (10 cm), erscheinen die Kontraktionen nicht mehr so stark, und sie dauern auch nicht mehr so lange. Zudem ist es nun endlich soweit – Sie werden jetzt bald Ihr Kind zur Welt bringen.

Austreibungsphase

Endlich ist der Muttermund geöffnet, das Baby ist in den Geburtskanal eingetreten. Nun bleibt nur noch die Austreibung. Diese letzte Phase erfordert zwar die größten Anstrengungen von Ihnen, jedoch ist sie auch sehr beglückend. Die Kontraktionen sind in ihrer Intensität wieder so stark, wie während der Eröffnungsperiode. Sie variieren in der Länge, aber dauern im Durchschnitt 60 Sekunden. Die Pause zwischen zwei Kontraktionen beträgt wieder zwischen 1 und 3 Minuten.

Während das Kind den Geburtskanal passiert, drückt sein Kopf auf den Beckenboden. Die ersten Preßbemühungen drücken den

Rechte Seite oben: Der Kopf des Kindes tritt durch. Der Hinterkopf ist jetzt sichtbar.

Rechte Seite unten: Der Kopf ist geboren. Der Körper des Kindes dreht sich von selbst zur Seite, damit die Schultern leichter herausrutschen können.

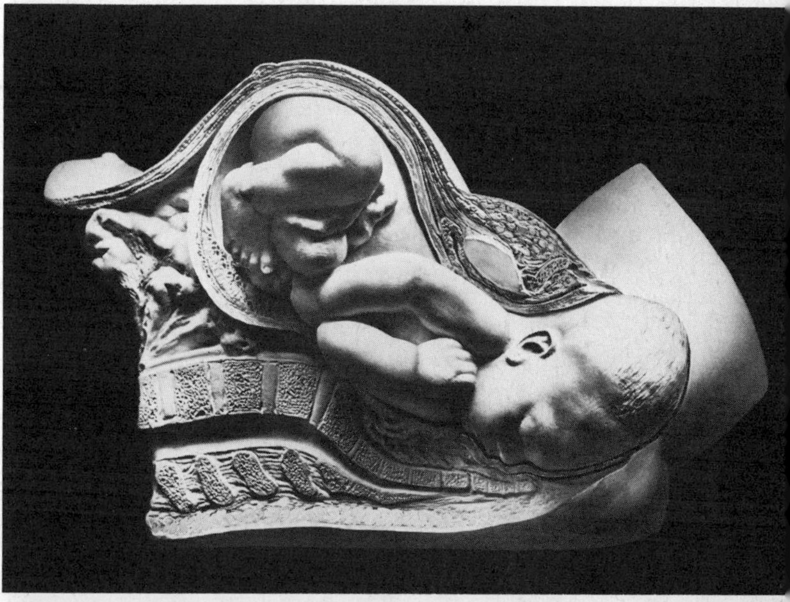

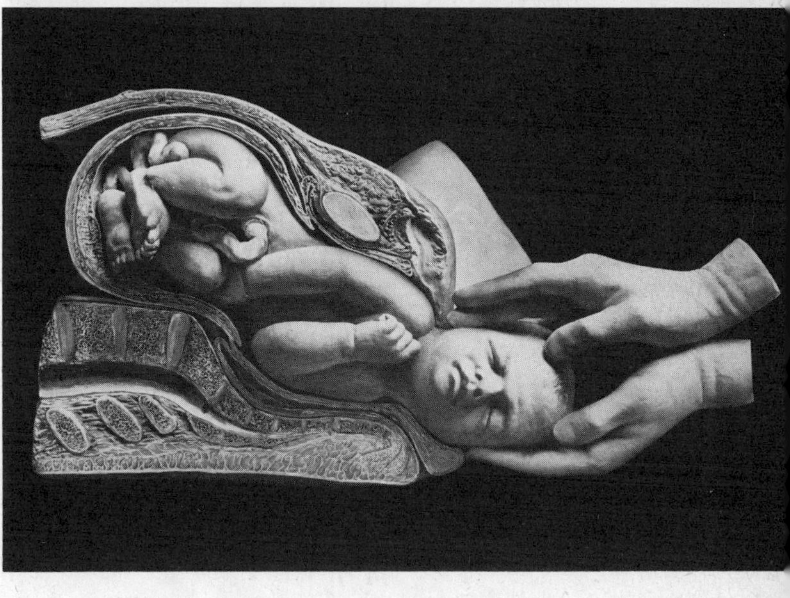

Kopf des Kindes unter das Schambein. Weiteres Pressen bewirkt das »Schneiden«, das Erscheinen des Kopfes zwischen den Schamlippen, und schon können Sie Ihr Baby sehen – ungefähr 5 cm seines Hinterkopfes. Nach jedem weiteren Pressen rutscht das Kind weiter heraus. Sie können nun seine Augen, dann die Nase, den Mund und das Kinn erkennen – der Kopf ist geboren! Noch einmal pressen, und eine Schulter erscheint, dann die andere Schulter, und der kleine Körper schlüpft heraus. Ihr Kind ist geboren! Die Nabelschnur wird durchschnitten, aber Ihre Arbeit ist noch nicht ganz vorbei. Während alle Ihr Kind bewundern (und Sie ganz zu vergessen scheinen), spüren Sie eine weitere Kontraktion. Damit stößt die Gebärmutter die Nachgeburt (Placenta) aus. Nun ist die Geburt beendet. Meistens wird der Arzt oder die Hebamme Sie bitten, nochmals mitzupressen, wenn er Ihnen beim Ausstoßen der Placenta hilft.

Jede Frau stellt immer wieder die gleichen Fragen: »Wie lange wird die Geburtsarbeit dauern?« und »Wie lange dauert die Entbindung?« Darauf gibt es keine einheitliche Antwort. Jede Frau und jede Schwangerschaft ist anders. Eine »normale« Geburtsarbeit dauert zwischen 8 und 12 Stunden. Bei einer Frau, die schon Kinder geboren hat, kann sie kürzer sein (4 bis 9 Stunden), und bei einer Frau, die ihr erstes Baby zur Welt bringt, länger. Die Austreibung dauert gewöhnlich eine halbe Stunde bis zwei Stunden.

Bei Einleitung der Geburt oder Verwendung eines Wehentropfs können sich diese Zeiten wesentlich verkürzen, die Kontraktionen sind jedoch bedeutend stärker.

Zwei Tatsachen muß man sich vor Augen halten. Erstens: Die Geburtsarbeit ist eine Reihenfolge von Kontraktionen. Jede Kontraktion beginnt langsam, steigert sich und läßt dann wieder nach. Zwischen den Kontraktionen sind Pausen. Wenn Ihre Geburtsarbeit auch 12 Stunden dauern sollte, so »arbeiten« Sie doch nur 3 bis 4 Stunden innerhalb dieses Zeitraums. Zweitens: Selbst wenn Ihre Geburtsarbeit insgesamt 12 Stunden dauert, so nimmt das Hochziehen und Eröffnen des Gebärmutterhalses die längste Zeit davon ein; Übergangs- und Austreibungsphase gehen schnell vorüber. Wenn man die Geburtsarbeit anhand einer graphischen Darstellung betrachtet, so sieht man, daß das Verstreichen der Cervix und die Eröffnung bis zu 5 cm die längste Zeit in Anspruch nehmen. Nach einer Öffnung

Grafische Darstellung der Geburt

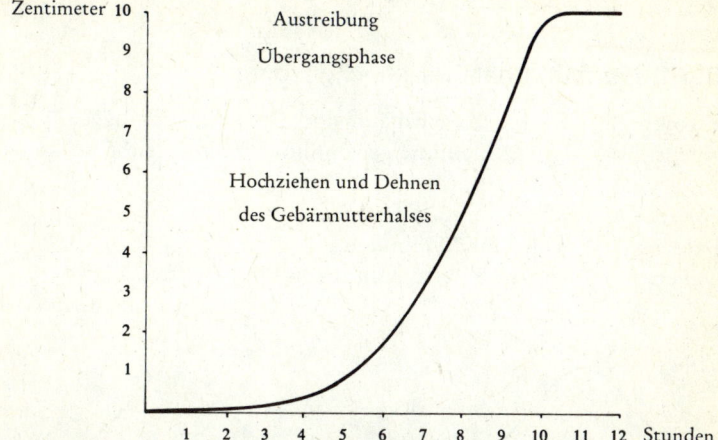

Zentimeter

Austreibung

Übergangsphase

Hochziehen und Dehnen
des Gebärmutterhalses

1 2 3 4 5 6 7 8 9 10 11 12 Stunden

von 5 cm wird jede weitere Kontraktion stärker und wirkungsvoller; die graphische Darstellung zeigt einen steilen Aufschwung. Der letzte Teil, die Entbindung, braucht die wenigste Zeit.

Zusammenfassung

Die Geburt kann man in vier Abschnitte aufteilen: Hochziehen des Gebärmutterhalses, Eröffnen der Cervix, Übergangsphase und Austreibung. Diese Phasen werden durch die Muskeltätigkeit des Uterus vollzogen, durch die Uteruskontraktionen. Die Kontraktionen helfen der Gebärmutter in der Erfüllung ihrer naturbedingten Aufgabe. Für eine unvorbereitete Frau bedeutet eine Kontraktion Schmerzen und hilflose Angst. Für Sie, die vorbereitete Frau, ist eine Kontraktion der Mechanismus Ihres Körpers, der die Geburt Ihres Kindes bewirkt.

Überblick über die verschiedenen Phasen der Geburtsarbeit

Der Gebärmutterhals wird hochgezogen

Zweck: Die Cervix wird aufgelockert und hochgezogen.
Intensität: Unterschiedlich; gewöhnlich schwach, leicht zu kontrollieren.
Länge: Von 30 bis 60 Sekunden.
Pausen: Von 5 bis 20 Minuten.
Dauer: Ist sehr unterschiedlich von Frau zu Frau.

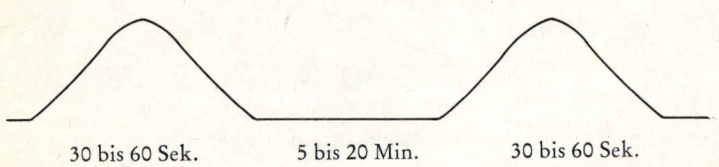

30 bis 60 Sek.   5 bis 20 Min.   30 bis 60 Sek.

Eröffnen der Cervix

Zweck: Der Muttermund wird von 0 bis etwa 7 cm gedehnt.
Intensität: Stärker und schwerer zu beherrschen, doch kontrollierbar.
Länge: 60 Sekunden.
Pausen: von 1 bis 3 Minuten.
Dauer: Beim ersten Baby – 5 bis 9 Stunden,
               weitere Kinder – 2 bis 5 Stunden.

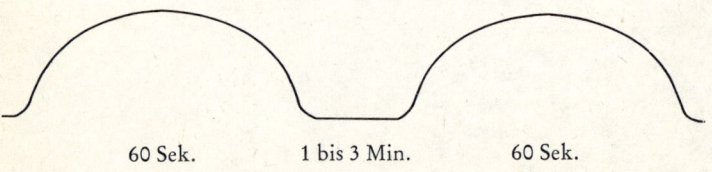

60 Sek.   1 bis 3 Min.   60 Sek.

Übergangsphase

Zweck: Der Muttermund wird vollends eröffnet (von 7 bis 10 cm).

Intensität: Sehr stark, unregelmäßig, schwerer zu beherrschen.

Länge: Von 60 bis 90 Sekunden.

Pausen: Ungefähr 1 Minute; können unregelmäßig sein.

Dauer: Sehr kurz.

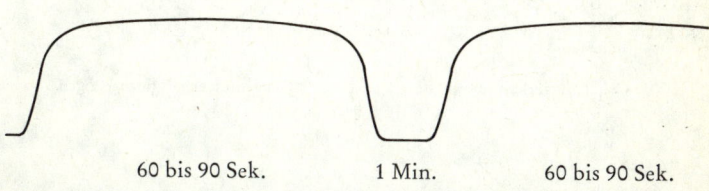

60 bis 90 Sek.   1 Min.   60 bis 90 Sek.

Austreibung

Zweck: Das Baby wird durch den Geburtskanal aus dem Uterus herausgepreßt.

Intensität: Nicht so stark wie in der Übergangsphase; kontrollierbar.

Länge: Ungefähr 60 Sekunden (verschieden).

Pausen: Unterschiedlich; von 1 bis 3 Minuten.

Dauer: Sehr unterschiedlich; länger beim ersten Kind; vielleicht 30 Minuten bis 2 Stunden.

Bitte beachten Sie: Die angegebenen Zahlen sind nur ungefähre Werte.

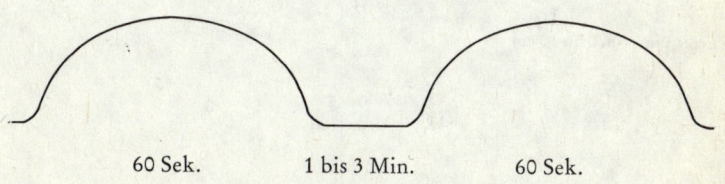

60 Sek.   1 bis 3 Min.   60 Sek.

Geburtsarbeit und Entbindung

vor Beginn der Geburtsarbeit

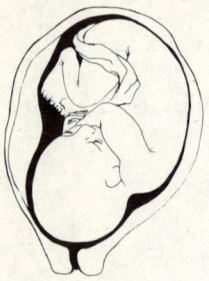

Gebärmutterhals intakt

Beginn der Geburtsarbeit

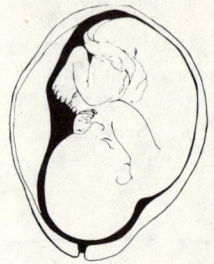

Gebärmutterhals hochgezogen

Muttermund geöffnet

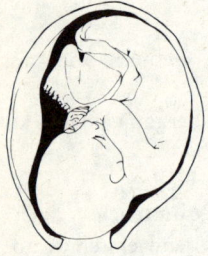

Eröffnung des Gebärmutterhalses

Austreibung

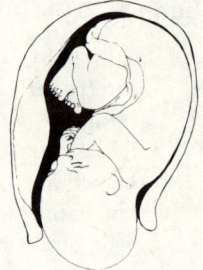

Geburt des Kindes

Eröffnung von 0 bis 10 cm

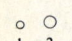 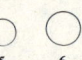 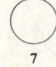 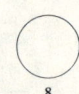 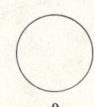 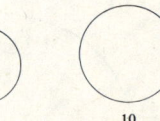

1   2   3   4   5   6   7   8   9   10

Neuromuskuläre Kontrolle

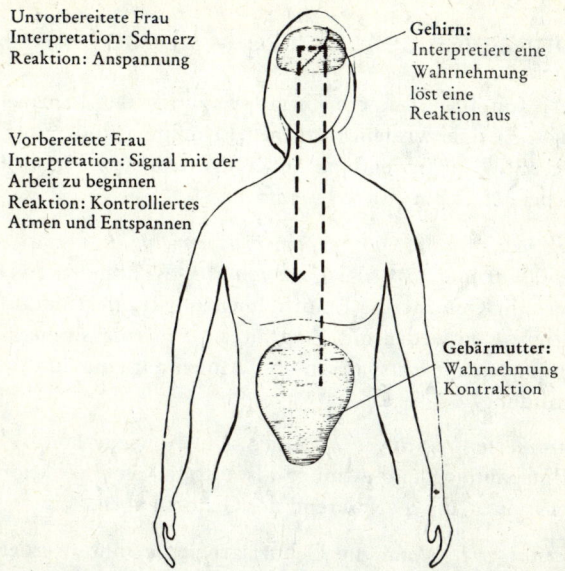

Unvorbereitete Frau
Interpretation: Schmerz
Reaktion: Anspannung

Vorbereitete Frau
Interpretation: Signal mit der
Arbeit zu beginnen
Reaktion: Kontrolliertes
Atmen und Entspannen

Gehirn:
Interpretiert eine
Wahrnehmung
löst eine
Reaktion aus

Gebärmutter:
Wahrnehmung
Kontraktion

4. Entspannung (Neuromuskuläre Kontrolle)

Grundprinzipien der Lamaze-Methode

In diesem Kapitel werden die Grundprinzipien der Lamaze-Methode behandelt. Die wissenschaftlichen Prinzipien sind erfolgreich und interessant. Die Anwendung dieser Prinzipien in Hinsicht auf Ihre Rolle bei der Geburt ist recht einfach.

1. Ein Reiz ruft eine Erregung in einem Hirnzentrum hervor, wird dort interpretiert und löst eine Reaktion aus. Während der Geburt interpretiert Ihr Gehirn eine Empfindung und reagiert darauf mit einem Reflex – entweder mit Anspannen auf eine schmerzhafte Empfindung oder mit Entspannen und Atmen auf eine kontrollierbare Empfindung.

2. Konditionierter (bedingter) Reflex. Durch wiederholtes Üben erfolgen Entspannung und Atmung als automatische Reaktion auf die Kontraktionen, die Sie während der Geburt haben.

3. Schmerzschwelle. Wenn die Geburtsarbeit beginnt, werden Sie eine positive Einstellung zur Geburt haben. Dies wird dazu beitragen, Ihre Schmerzschwelle zu erhöhen. Die Intensität Ihrer Kontraktionen tritt an zweite Stelle; an erster Stelle steht Ihre Fähigkeit, eine aktive und produktive Rolle bei der Geburt zu übernehmen.

Interpretation der Empfindungen und Auslösung von Reflexen in Ihrem Gehirn

Wenn ein Reiz an Ihren Körper herangetragen wird, wird die Information von den Nervenenden durch das Rückenmark an das Gehirn weitergeleitet. Dieses »wählt« eine passende Reaktion und sendet sie dorthin, wo die Reaktion stattfinden muß.

Beispiel. Wenn Sie eine heiße Pfanne anfassen, wird die Information, daß sie heiß ist (Reiz), durch die Nervenenden an das Gehirn weitergeleitet. Das Gehirn wählt blitzschnell die passende Reaktion

»Loslassen« und sendet diese Information durch das Nervensystem zur Hand zurück, welche den Befehl ausführt.

Anwendung auf die Geburtsarbeit bei einer unvorbereiteten Frau. Während der Geburtsarbeit zieht sich die Gebärmutter zusammen (Reiz). Diese Information wird durch die Nervenenden an das Gehirn weitergeleitet, und das Gehirn wählt die Reaktion. Frauen, die nicht vorbereitet sind, haben keine spezifische Reaktion parat. Deshalb ist das Gehirn gezwungen, die ursprünglichste Reaktion auszuwählen: Anspannung. Leider erhöht Anspannung die Schmerzempfindung.

Anwendung auf die Geburtsarbeit bei einer »geschulten« Frau. Während der Geburtsarbeit wird die Information, daß eine Kontraktion stattfindet, an das Gehirn geleitet. Das Gehirn ist »geschult«, eine Kontraktion als eine starke Empfindung zu interpretieren, auf die man mit kontrollierter Entspannung und richtiger Atmung antwortet.

Konditionierter (bedingter) Reflex

Durch ständige Wiederholung kann das Gehirn trainiert werden, auf einen Reiz mit einer spezifischen Reaktion zu antworten.

Beispiel. Wenn Sie gerade fahren lernen, dann ist eine rote Ampel ein Signal für eine verwirrende Reihenfolge von Tätigkeiten. Jede Bewegung – Bremsen, Kuppeln, Schalten – muß einzeln durchdacht werden. Sind Sie aber im Fahren geübt (konditioniert), dann ist eine rote Ampel das Signal, diese Tätigkeiten reibungslos und automatisch durchzuführen.

Anwendung auf die Geburtsarbeit bei einer unvorbereiteten Frau. Durch die von Freundinnen, Filmen und Büchern übermittelten Schauergeschichten ist es dazu gekommen, daß die meisten Frauen Geburt mit Schmerzen assoziieren. Wenn die Geburtsarbeit beginnt, ist die unvorbereitete Frau konditioniert, Schmerzen zu erwarten. Jede Kontraktion wird vom Gehirn als »Schmerz« interpretiert. Oft verstärkt Klinikpersonal diese Konditionierung sogar unabsichtlich. Der Arzt kommt herein und fragt die Mutter nach ihren »Schmerzen«. Die Hebamme sitzt neben ihr und mißt mit der Uhr, wie lange die »Wehen« andauern.

Anwendung auf die Geburtsarbeit bei einer »geschulten« Frau. Die »geschulte« Frau hat wiederholt ihre Entspannungs-, Atem- und leichten Massage-Techniken geübt. Wenn die eigentliche Geburt beginnt, ist sie konditioniert, auf ihre Kontraktionen ganz automatisch mit diesen Techniken zu reagieren. Ihr Gehirn hat gelernt, eine Kontraktion nicht als Schmerz anzusehen, sondern als eine starke Empfindung, durch die die Cervix eröffnet wird.

Schmerzschwelle

Ihr Gehirn registriert eine schmerzhafte Empfindung am stärksten, wenn es nur Signale von *einem* Reiz zu einem bestimmten Zeitpunkt erhält. Signale von verschiedenen starken Reizen wirken ablenkend und können so Schmerzempfindungen abschwächen oder verhindern. Diese Tatsache schafft eine angehobene Schmerzschwelle.

Beispiel. Die altvertraute Geschichte eines schwer verwundeten Soldaten, der trotz seiner Verwundung noch Taten vollbringt, die Mut und Stärke erfordern, beweist, daß sogar eine starke Schmerzempfindung durch den Leistungstrieb, der für den Soldaten zu dem Zeitpunkt wichtiger ist, verdrängt werden kann.

Anwendung auf die Geburtsarbeit bei einer unvorbereiteten Frau. Die unvorbereitete Frau erwartet Schmerzen während der Geburtsarbeit. Sie verfügt nicht über eine wirksame Reaktion, mit der sie die starke Empfindung in ihrem Uterus verdrängen könnte. Es gibt nichts, auf das sie sich konzentrieren kann, nichts an das sie denken kann, außer an die Kontraktionen, die ihr Gehirn als »Schmerz« registriert.

Anwendung auf die Geburtsarbeit bei einer »geschulten« Frau. Die »geschulte« Frau hat sich auf höchst aktive Atem-, Entspannungs- und Effleuragetechniken vorbereitet, die ihre Aufmerksamkeit von der Intensität der Kontraktionen ablenkt. Da die vorbereitete Frau mit anderen Aktivitäten beschäftigt ist, empfindet sie nicht die volle Stärke der Gebärmutterkontraktionen.

Entspannung (Neuromuskuläre Kontrolle)

Neuromuskuläre Kontrolle

»Neuro« weist auf das Nervensystem hin und »muskulär« auf die Muskeln im Körper. »Kontrolle« heißt die Fähigkeit, die Reaktionen des Körpers lenken zu können, wie es einem beliebt.

Unterschied zwischen passiver und aktiver Entspannung

Bei dem Wort Entspannung denken wir gewöhnlich an Passivität. Aber jede Frau, die ein Baby zur Welt gebracht hat, wird bezeugen können, daß diese passive Entspannung allein nicht genügt, um die Intensität der Gebärmutterkontraktionen unter Kontrolle zu bringen. Die Intensität des Geburtserlebnisses ist von einem Ausmaß, das jegliche Passivität von vornherein ausschließt. Eine Geburt ist aktiv und erfordert aktive Reaktionen.

Wie aber können Sie zwischen aktiver und passiver Entspannung unterscheiden? Versuchen Sie einmal diese Übung. Spannen Sie zuerst langsam und konzentriert die Muskeln in Ihrem rechten Arm an. Dann lassen Sie Ihren Arm schlaff herabsinken.
Das ist passive Entspannung. Dann, um sich aktive Entspannung vor Augen zu halten, spannen Sie Ihren Arm nochmals an, langsam und bedacht. Aber wenn Sie ihn dieses Mal herunterlassen, konzentrieren Sie sich darauf, die Muskeln nur nach und nach zu entspannen: den Oberarm, den Unterarm, die Hand und die Finger. Fühlen Sie jeden einzelnen Muskel – sind alle entspannt?
Jetzt stellen Sie sich vor, daß sich die Muskeln des Uterus mit immer stärker werdender Intensität zusammenziehen. Überprüfen Sie Ihren Arm: ist er entspannt? Während Sie sich vorstellen, daß sich die Gebärmutterkontraktion steigert, konzentrieren Sie sich darauf, erst die Muskeln Ihres linken Arms, dann die Ihres rechten und linken Beins zu entspannen.
Überprüfen Sie Ihren Körper: ist er entspannt? Das ist der Zustand kontrollierter Entspannung, den Sie während der intensiven Gebärmutterkontraktionen der Geburtsarbeit erreichen wollen.

Muskelkontrolle während der Geburtsarbeit

Die »normale« Reaktion des Körpers während einer Kontraktion ist Verkrampfung. Während der Uterus sich zusammenzieht, spannt sich auch der Rest des Körpers an – von den Füßen bis zum Gesicht. Die Gebärmutter, die in diesem Zustand sehr empfindlich ist, wird durch jede weitere Anspannung noch stärker gereizt. So trägt die normale Reaktion, den Körper anzuspannen, zu dem Schmerz bei, der traditionell mit einer Geburt in Verbindung gebracht wird.

Da die Gebärmutterkontraktionen selbst nicht kontrollierbar sind, müssen Sie lernen, die anderen Muskeln in Ihrem Körper zu entspannen. Sie müssen sich ganz besonders bemühen, die Beckenbodenmuskeln während der Geburtsarbeit in einem Zustand kontrollierter Entspannung zu halten. Während der Entbindung muß das Baby durch die vaginale Öffnung des Beckenbodens schlüpfen. Wenn die Muskeln um die Scheide herum verkrampft sind, ist der Austritt schmerzhaft. Sind diese Muskeln jedoch entspannt, ist der Austritt viel leichter. Während der Geburtsarbeit müssen Sie ganz bewußt die Bauchmuskeln entspannen. Bei der Entbindung aber brauchen Sie gerade diese Muskeln, um das Baby hinauszudrükken. Nachdem es die normale Reaktion ist, während der Kontraktionen den ganzen Körper anzuspannen, müssen Sie lernen, nicht nur die Beckenboden- und Bauchmuskeln zu entspannen, sondern auch den Rest Ihres Körpers.

Um die verschiedenen Muskeln Ihres Körpers beherrschen zu können, müssen Sie erst einmal lernen, sie zu erkennen und zu unterscheiden. Legen Sie sich auf den Rücken, ein paar Kissen unter Kopf und Knien. Spannen Sie Ihren ganzen Körper an, einen Körperteil nach dem anderen. Dann, in der gleichen Reihenfolge, entspannen Sie jeden Körperteil wieder. Beginnen Sie mit den Füßen. Spannen Sie die Füße an (aber bitte nicht strecken, Sie könnten einen Krampf bekommen), die Waden, die Oberschenkel, das Gesäß, die Hände, die Arme, die Schultern, den Hals und das Gesicht. Dann entspannen Sie alle Muskeln in der gleichen Reihenfolge und ebenso bewußt, wie Sie sie angespannt hatten. Entspannen Sie die Füße, die Waden, die Oberschenkel, das Gesäß, die Hände, die Arme, die Schultern, den Hals und das Gesicht. Wiederholen Sie dies mehrere Male, bis Sie ein Gefühl für Ihre Muskeln entwickelt haben, sowohl im angespannten als auch im entspannten Zustand. Und bitte denken Sie daran, jedes Mal, wenn Sie einen Muskel anspannen oder entspannen, muß dies ganz bewußt geschehen, nicht mechanisch. Konzentrieren Sie sich auf die Entspannung als eine der Methoden, die Ihnen während der Geburt helfen werden.

Nun haben Sie gelernt, die einzelnen Muskeln in Ihrem Körper zu unterscheiden und sie kontrolliert zu spannen und zu entspannen. Nun gehen wir noch einen Schritt weiter – Sie werden lernen, einen Muskel zu kontrahieren, während alle anderen entspannt sind. Bleiben Sie in der gleichen Stellung wie zuvor. Spannen Sie einen Arm an und versuchen sie nun alle anderen Glieder zu entspannen, und zwar genauso bewußt, wie Sie Ihren Arm anspannten. Wenn möglich, soll Ihnen Ihr Mann folgende Anweisungen geben: »Spann deinen rechten Arm an; entspanne deinen linken Arm und deine Beine.« Führen Sie dieselbe Übung mit dem linken Arm aus und entspannen Sie alle anderen Glieder. Dann kontrahieren Sie die Muskeln des linken Beines. Und denken Sie daran, daß Sie die anderen Glieder ganz konzentriert entspannen; konzentrieren Sie sich nicht auf den angespannten Körperteil. Während der Geburtsarbeit wird es die Gebärmutter sein, die sich automatisch kontrahiert, und Sie werden sehr konzentriert arbeiten müssen, um den Rest Ihres Körpers entspannt zu halten.

Der nächste Schritt ist zu lernen, zwei Glieder anzuspannen und zwei zur gleichen Zeit zu entspannen. Kontrahieren Sie die Muskeln des rechten Arms und des rechten Beines, und dann entspannen Sie den linken Arm und das linke Bein ebenso bewußt. Jetzt wechseln Sie. Danach versuchen Sie einmal, beide Beine anzuspannen, während Sie beide Arme entspannen. Und zum Schluß spannen Sie beide Arme an, während Sie beide Beine entspannen.
Die letzte Serie der Muskelkontrollübungen gilt dem Anspannen und Entspannen von entgegengesetzten Körperteilen. Kontrahieren Sie die Muskeln Ihres rechten Beines und Ihres linken Arms; dann entspannen Sie ganz bewußt Ihr linkes Bein und Ihren rechten Arm. Diese Aufgabe wird Ihnen wahrscheinlich schwerer fallen als die anderen, aber mit etwas Übung wird sie Ihnen gelingen. Wechseln Sie. Spannen Sie Ihr linkes Bein und Ihren rechten Arm an, während Sie die entgegengesetzten Gliedmaßen entspannen.

Nein – Sie werden nicht im Kreißsaal liegen und Ihr linkes Bein usw. biegen, um die Hebamme mit Ihrer Elastizität zu beeindrukken. Diese Übungen sollen Sie nur lehren, bestimmte Muskelgruppen zu entspannen, während andere sich kontrahieren. Wenn sich der Uterus während der Geburtsarbeit kontrahiert, werden Sie in der Lage sein, die anderen Muskeln Ihres Körpers nach Belieben zu entspannen.

Muskelkontrolle während der Entbindung

Wähend der Entbindung ist es für Sie wichtig, die Muskeln des Beckenbodens (Harnröhrenöffnung, Scheide und After) entspannt zu lassen. Leider sind es gerade diese Muskeln, die sich am ehesten verkrampfen und die die stärkste Kontrolle verlangen. Denken Sie daran, daß ständiges Üben Sie jetzt für die Geburt Ihres Kindes konditioniert.
Während der Geburtsarbeit lassen Sie alle anderen Muskeln »außer Betrieb«, damit die Gebärmutter ihre Arbeit ungestört verrichten kann. Doch während der Austreibung benutzen Sie Ihre Bauchmuskeln zum Pressen. In dem nächsten Kapitel werden Sie lernen, aus der Scheide hinauszupressen, während Sie Gesäß- und Beckenbodenmuskeln entspannt halten.

Kontrollübungen zur Entspannung

Führen Sie diese Übungen zweimal täglich aus, einmal morgens und einmal abends. Wenn möglich, üben Sie abends mit Ihrem Mann zusammen. Er kann überprüfen, ob Sie auch wirklich entspannt sind. Dadurch lernen Sie auch, auf seine Anweisungen zu reagieren.
Denken Sie bitte beim Üben daran, daß die angespannten Muskeln (sei es in den Armen oder Beinen) die Kontraktionen des Uterus während der Geburtsarbeit simulieren. Die entspannten Muskeln aber stellen den Rest Ihres Körpers dar, den Sie während einer Kontraktion ganz bewußt gelockert halten. Konzentrieren Sie sich

während des Übens auf die entspannten Muskeln. Während der Geburtsarbeit werden Sie Entspannung (und nicht Verkrampfung) anstreben.

1. Spannen Sie die einzelnen Muskeln in folgender Reihenfolge an: Füße, Waden, Oberschenkeln, Gesäß, Beckenboden, Hände, Arme, Schultern und Gesicht. Entspannen Sie die Muskeln nacheinander in der umgekehrten Reihenfolge.

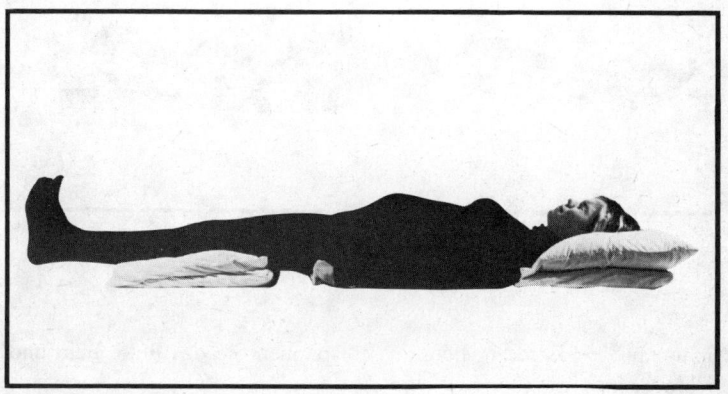

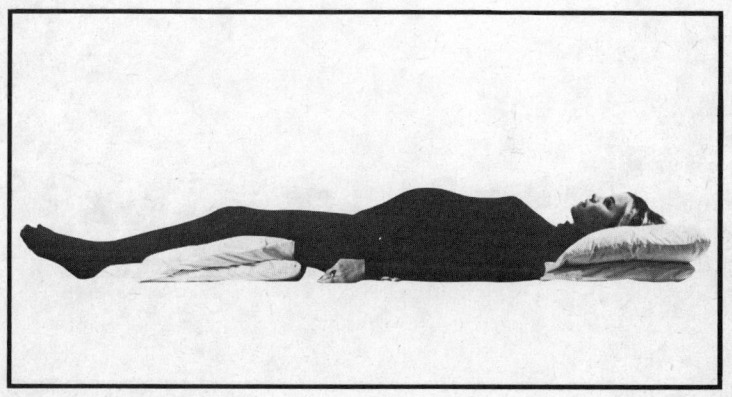

2. Kontrahieren Sie einen Muskel, entspannen Sie die anderen drei:
Spannen Sie den rechten Arm an; entspannen Sie den linken Arm und beide Beine.

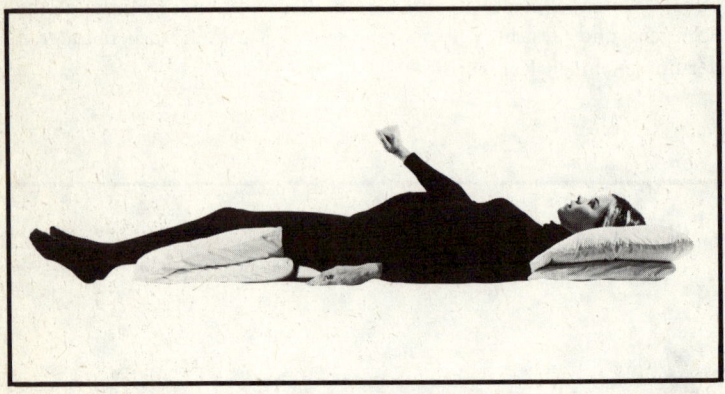

Spannen Sie das rechte Bein an; entspannen Sie das linke Bein und beide Arme.

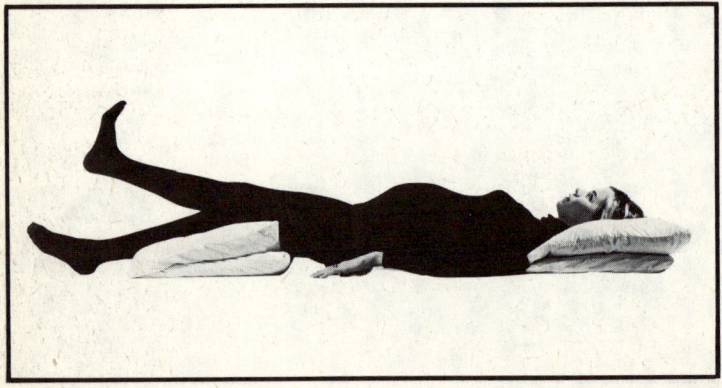

Spannen Sie den linken Arm an; entspannen Sie den rechten Arm und beide Beine.

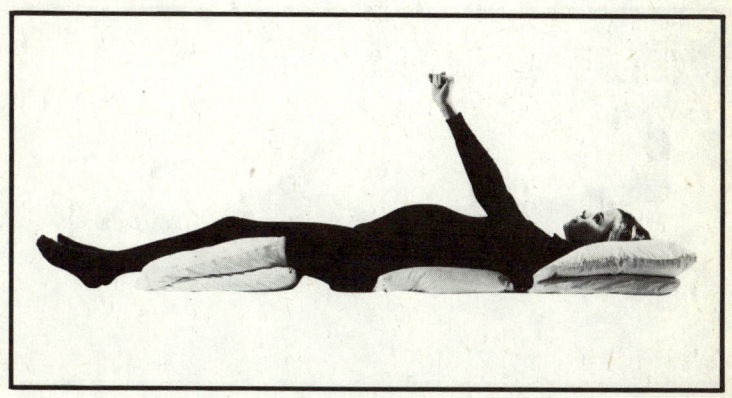

Spannen Sie das linke Bein an; entspannen Sie das rechte Bein und beide Arme.

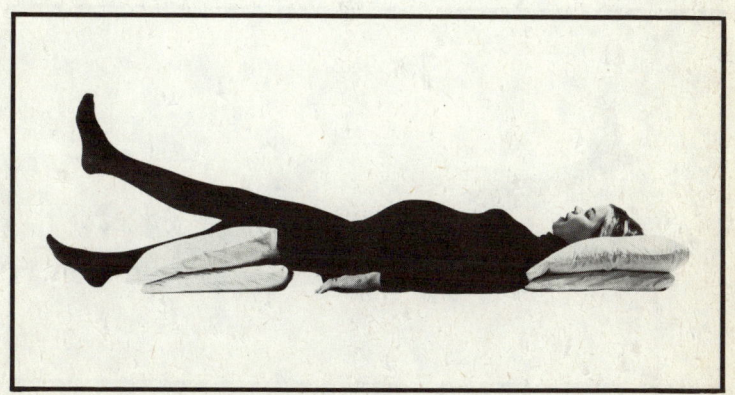

3. Kontrahieren Sie zwei Muskeln; entspannen Sie zwei: Spannen Sie das rechte Bein und den rechten Arm an; entspannen Sie das linke Bein und den linken Arm.

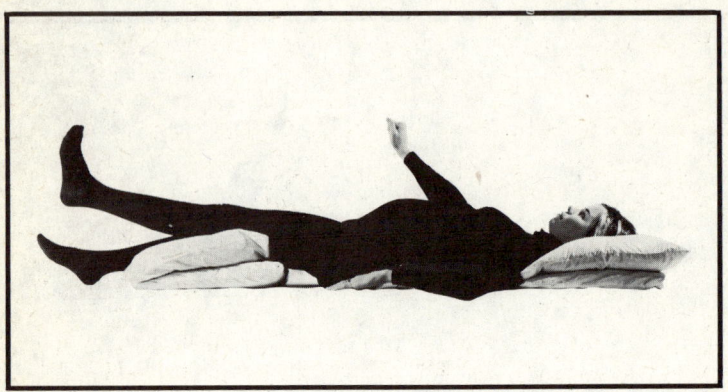

Spannen Sie den linken Arm und das linke Bein an; entspannen Sie den rechten Arm und das rechte Bein.

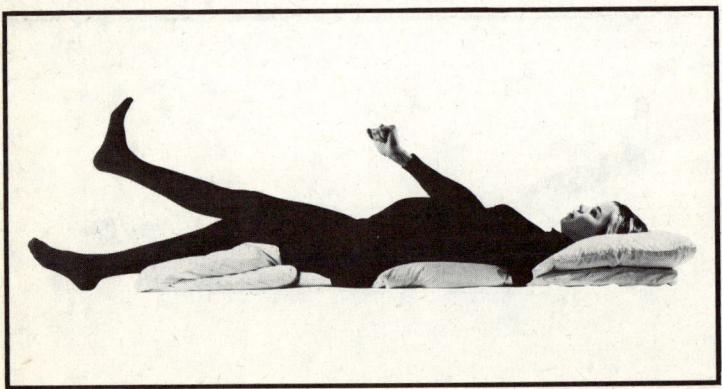

Spannen Sie den rechten und den linken Arm an;
entspannen Sie das rechte und das linke Bein.

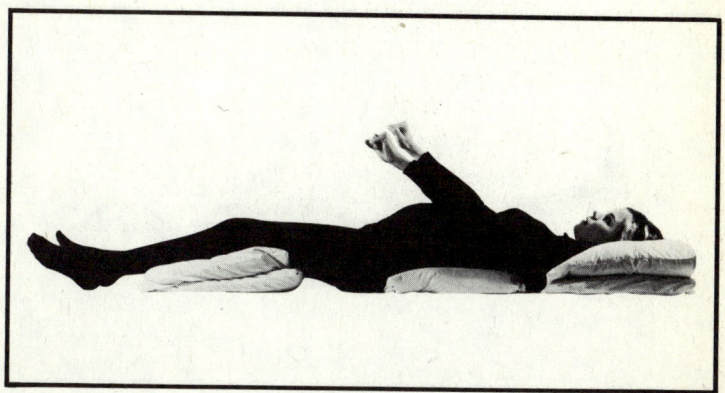

Spannen Sie das rechte und das linke Bein an;
entspannen Sie den rechten und den linken Arm.

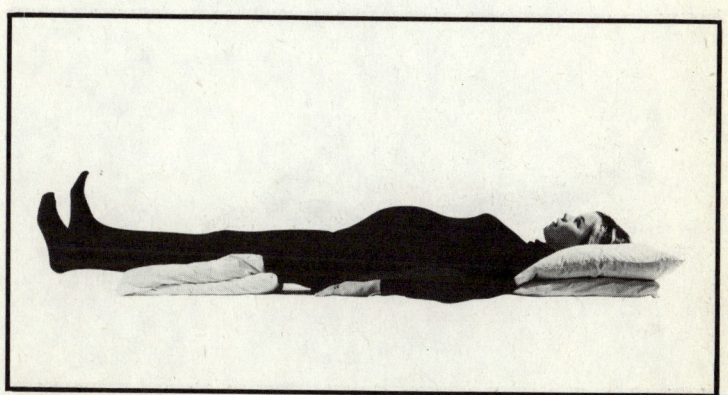

4. Kontrahieren Sie die Muskeln entgegengesetzter Gliedmaßen:
Spannen Sie den rechten Arm und das linke Bein an;
entspannen Sie den linken Arm und das rechte Bein.

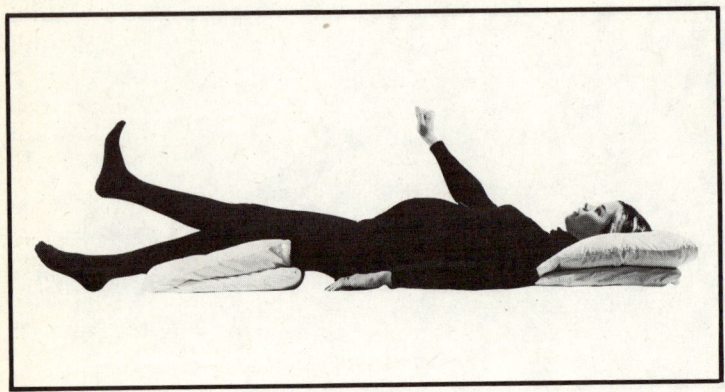

Spannen Sie den linken Arm und das rechte Bein an,
entspannen Sie den rechten Arm und das linke Bein.

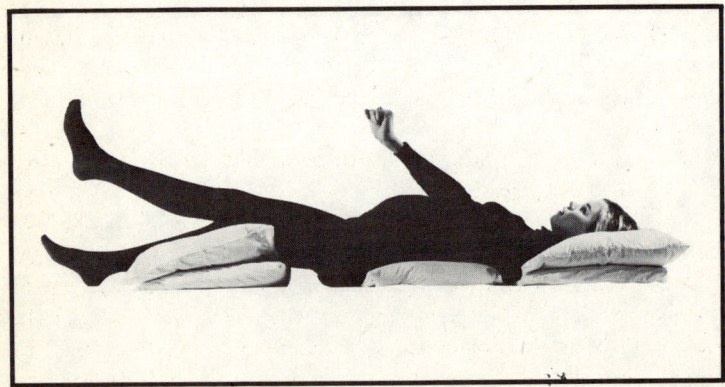

5. Atemtechniken

Zu Anfang sagten wir, daß die Lamaze-Geburtsvorbereitungs-methode auf drei Hauptprinzipien begründet ist:

1. Sie lernen, was mit Ihrem Körper während der Geburtsarbeit und der Entbindung vor sich geht.

2. Sie erlernen Techniken, die Ihnen helfen werden, sich unter Kontrolle zu halten.

3. Sie üben diese Techniken, damit Sie zum Zeitpunkt der Geburts-arbeit und der Entbindung ganz automatisch richtig und wir-kungsvoll handeln können.

Die ersten Lektionen haben Sie mit Ihrem Körper und dessen Funk-tionen während Geburtsarbeit und Entbindung vertraut gemacht. Sie haben auch die Entspannungstechnik erlernt. Nun werden Sie sich mit der kontrollierten Atemtechnik befassen.

Kontrollierte Atmung

Sie haben gelernt, daß die Gebärmutterkontraktionen während der Geburtsarbeit den Gebärmutterhals hochziehen und den Mutter-mund öffnen. Dies kann nur durch starke, kräftige Kontraktionen erreicht werden. Eine unvorbereitete Frau hat niemals gelernt, wie sie reagieren muß. Doch natürlich, wie bei jedem Reiz von einer solchen Stärke, muß sie reagieren. Sie verkrampft sich ganz auto-matisch, hält den Atem an und beißt die Zähne zusammen. Jede dieser Handlungen arbeitet den Kontraktionen entgegen und schafft Unbehagen.
Deshalb ist es wichtig, daß Sie lernen, auf diese Kontraktionen, die Sie während Geburtsarbeit und Entbindung verspüren, positiv zu reagieren. Die angestrebte Reaktion auf eine Kontraktion ist eine bewußte, kontrollierte Atemtechnik, die zwei Funktionen hat. Erstens ist das kontrollierte Atmen eine aktive Reaktion, angepaßt an die zunehmend aktiven Kontraktionen. Anstatt sich auf die Gebärmutterkontraktionen zu konzentrieren, konzentrieren Sie sich auf das Atmen und Entspannen. Zweitens wird Ihrem Körper

dadurch eine ausgewogene Menge Sauerstoff und Kohlendioxyd zugeführt.

Genauso wie Sie gelernt haben, die Entspannung aktiv und bewußt zu kontrollieren, werden Sie jetzt lernen, die Atmung aktiv und bewußt zu kontrollieren. Sie müssen sich bewußt anstrengen, eine direkte Verbindung zwischen Ihren Übungen und den verschiedenen Abschnitten der Geburtsarbeit herzustellen. Bemühen Sie sich, richtig auf Ihre Kontraktionen während Geburtsarbeit und Entbindung zu reagieren. Passen Sie Ihre Atemübungen an eine simulierte Kontraktion an, die Ihr Mann durch leichtes Kneifen in Ihren Oberschenkel sehr wirkungsvoll simulieren kann. Die »Kontraktion« beginnt – der Druck nimmt zu; sie erreicht den Höhepunkt und verebbt wieder – der Druck wird zunehmend schwächer. Während der Geburtsarbeit löst der neue Reiz »Gebärmutterkontraktion« den auf den alten Reiz (Pressen des Oberschenkels) gelernten Reflex (Atemtechnik) ganz automatisch hervor. In der Lernpsychologie nennt man diesen Vorgang Reizgeneralisierung. Wenn die Geburtsarbeit dann wirklich beginnt, werden Sie auf jede Kontraktion automatisch mit Ihren Entspannungs- und Atemtechniken antworten. Für Sie wird jede Kontraktion ein Signal sein, mit erlernter Atmung und kontrollierter Entspannung zu beginnen.

Der Atmungsvorgang

Schauen Sie sich bitte die nebenstehenden Bilder an, um richtig zu verstehen, wie die Atmung funktioniert. Atmen Sie ein, um Ihre Lungen mit Luft zu füllen; dann atmen Sie aus, um Ihre Lungen zu leeren. Schauen Sie sich bitte die Bilder genau an. Wenn Sie einatmen, hebt sich Ihre Brust mit den gefüllten Lungen; wenn Sie ausatmen, senkt sich Ihre Brust.

Zwischen den Lungen und dem Mageninhalt befindet sich eine dünne, flache Muskelplatte: Das Zwerchfell. Wenn Sie ausatmen, hebt es sich. Während der Geburtsarbeit müssen Sie den Druck des Zwerchfells von der Gebärmutter fernhalten. Das können Sie, indem Sie Ihre Lungen nur teilweise mit Luft gefüllt lassen, also durch flache Brustkorbatmung. Während der Austreibung müssen Sie Ihre Lungen so weit es geht mit Luft vollpumpen, um so, durch den Druck des Zwerchfells, Ihr Baby hinauszupressen.

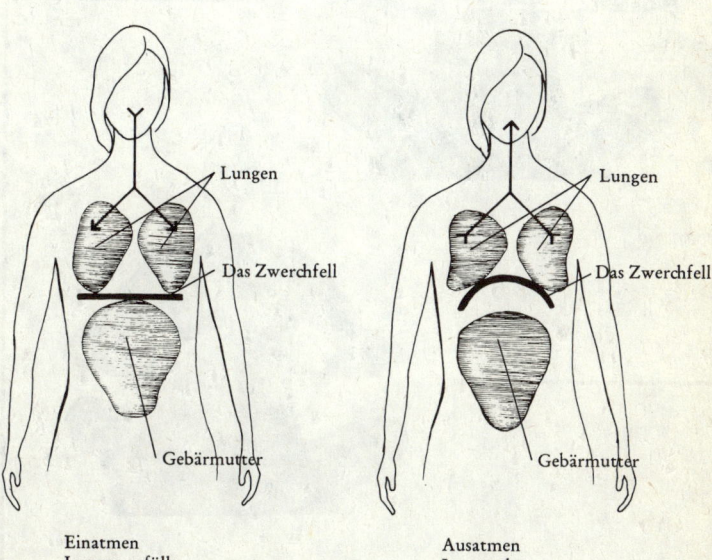

Einatmen
Lungen gefüllt
Zwerchfell unten

Ausatmen
Lungen leer
Zwerchfell oben

Halten Sie die Hände unter die Brust zwischen Magen und Lunge und simulieren Sie die Bewegung des Zwerchfells. Atmen Sie ein, und die Fingerspitzen senken sich durch den Druck der gefüllten Lungen. Atmen Sie aus, und die Fingerspitzen heben sich durch den entleerten Brustkorb.

Versuchen Sie dies mehrere Male, damit Sie die Bewegung des Zwerchfells verstehen.

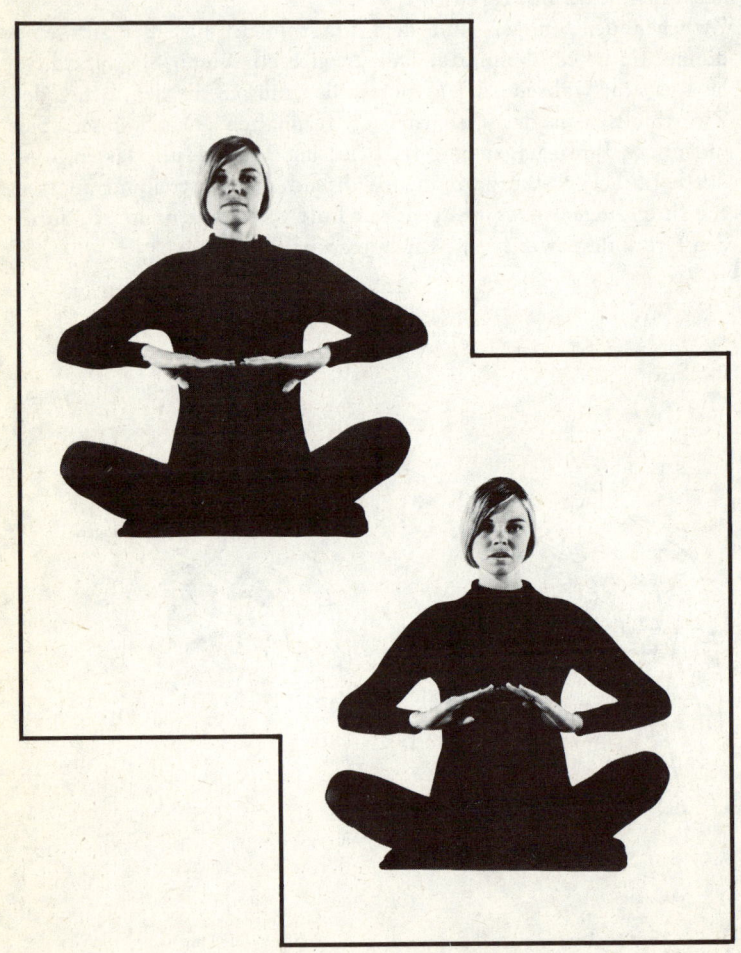

Der Gebärmutterhals wird hochgezogen

Schauen Sie sich die Darstellungen der Kontraktionen der Geburtsarbeit und Entbindung (S. 52 f.) an. Die ersten Kontraktionen
lockern den Gebärmutterhals und ziehen ihn hoch. Sie sind sehr
leicht und dauern 30 bis 60 Sekunden mit 5 bis 20 Minuten Ruhepausen dazwischen.

Entspannte, tief-langsame Brustkorbatmung

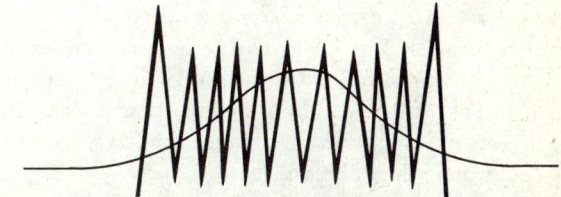

30 bis 60 Sek.

Auf diese Kontraktionen reagieren Sie mit einer angenehmen, entspannten, tiefen Brustkorbatmung. Nehmen Sie durch die Nase
einen tiefen, entspannten Atemzug und atmen Sie durch den Mund
aus. Ihre Brust sollte sich leicht heben und senken. Vielleicht hilft
es Ihnen, sich vorzustellen, daß Sie Ihren Büstenhalter füllen und
leeren.
Beginnen Sie jede Kontraktion mit einem tiefen »Erfrischungsatemzug« – atmen Sie langsam und tief ein, bis zum Fassungsver-
mögen Ihrer Lungen, und dann wieder vollständig aus. Der erste
Atemtyp besteht aus einem tiefen Erfrischungsatemzug, gefolgt
von tief-langsamer Brustkorbatmung und wird wieder mit einem
tiefen Erfrischungsatemzug beendet. Da jede Kontraktion bis zu
60 Sekunden dauern kann, üben Sie diese tief-langsame Brustkorbatmung bitte für diese Zeitspanne.
Sie müssen selbst Ihr Tempo bestimmen. Doch denken Sie daran –
je schneller Sie atmen, desto schneller werden Sie sich körperlich
verausgaben. Ihr Ziel ist nicht Geschwindigkeit, sondern ein lang-
sames, gleichmäßiges, natürliches Tempo. Es ist sehr wichtig, daß
Sie gleiche Mengen Luft ein- und ausatmen, um den Sauerstoffhaushalt Ihres Körpers im Gleichgewicht zu halten.

Eröffnen der Cervix

Die Darstellung der Geburtsarbeitskontraktionen zeigt, daß die Eröffnungskontraktionen den Muttermund von 0 auf 7 Zentimeter erweitern. Sie sind stärker, länger und anstrengender geworden. Sie dauern etwa 60 Sekunden, mit Ruhepausen von 1 bis 3 Minuten. Beim ersten Kind kann diese Phase 5 bis 9 Stunden anhalten, bei den folgenden Kindern 2 bis 5 Stunden.

Auf diese Kontraktionen reagieren Sie mit flach-adaptierter Atmung: Flache (oder leichte) Brustkorbatmung, um das Zwerchfell von der Gebärmutter entfernt zu halten und »adaptierte«, zunehmend schneller werdende und sich dann wieder verlangsamende Atmung, um sich in der Geschwindigkeit der steigenden und fallenden Intensität der Kontraktion anzupassen. Denken Sie daran, daß jede Kontraktion langsam anfängt, stärker wird, einen Höhepunkt erreicht und allmählich wieder verklingt.

Wenn eine Kontraktion beginnt, nehmen Sie einen tiefen Erfrischungsatemzug und atmen wieder aus. Jetzt belastet das Zwerchfell nicht mehr den Uterus. Um es entfernt zu halten, nehmen Sie einen flachen Atemzug (füllen Sie Ihre Lungen nur zum Teil) und atmen Sie langsam aus. Steigern Sie zunehmend die Geschwindigkeit der flachen Atmung bis zum Höhepunkt der Kontraktion. Sobald die Kontraktion wieder verebbt, verlangsamen Sie auch Ihren Atemrhythmus. Wenn die Kontraktion vorbei ist, nehmen Sie einen abschließenden Erfrischungsatemzug.

Am besten können Sie sich den Anfang dieses Atemtyps vor Augen halten, wenn Sie sich das Geräusch einer anfahrenden Lokomotive vorstellen.

Ihre Atemgeschwindigkeit steigert sich mit der zunehmenden Intensität der Kontraktion. Wenn die Kontraktion abflaut, verlangsamt sich Ihre Atmung wieder, genauso wie das Puffen einer Lokomotive, die in den Bahnhof einfährt und schließlich zum Stillstand kommt.

Dieser Atemtyp ist *kein* Hecheln, sondern ein kontrolliertes, allmählich schneller und wieder langsamer werdendes, flaches Atmen. Sie sollen nicht Geschwindigkeit anstreben, da zu schnelles Atmen Sie erschöpfen würde und da durch diese falsche Atmung ein Überschuß an Sauerstoff und ein Mangel an Kohlendioxyd (Hyperven-

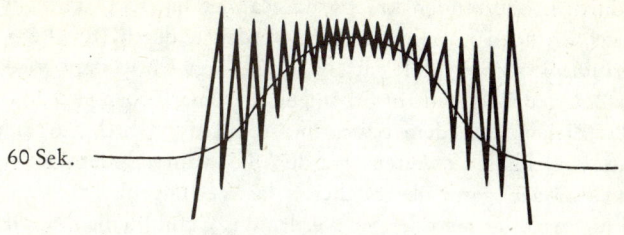

60 Sek.

tilation) entstehen kann. Dies macht sich durch Kribbeln in Fingern, Zehen und Nasenspitze bemerkbar. Konzentrieren Sie sich also bitte darauf, möglichst langsam, kontrolliert, entspannt und vor allen Dingen rhythmisch zu atmen.

Während Sie Ihre Atemgeschwindigkeit steigern, um sie der Intensität der Kontraktion anzupassen, wird es Ihnen vielleicht helfen, während des Atmens zu zählen. Atmen Sie ein, zählen Sie im Geist 1 beim Ausatmen; atmen Sie ein, zählen Sie 2 beim Ausatmen; atmen Sie ein, zählen Sie 3 beim Ausatmen, atmen Sie ein; zählen Sie 4 beim Ausatmen. Fahren Sie so fort – 1, 2, 3, 4 – 1, 2, 3, 4 mit der Betonung auf *1*. Dies gewährleistet eine normale Sauerstoffeinnahme und Kohlendioxydabgabe; es verlangsamt Ihre Atmung und verhilft zu einem rhythmischen Atemtempo.

Wenn Sie anfangen, diese Atemtechnik zu üben, werden Sie sich zuerst vielleicht etwas schwindlig fühlen. Üben Sie in diesem Fall nur 20 Sekunden lang und steigern Sie sich allmählich auf mindestens 60 Sekunden.

Übergangsphase

Schauen Sie sich die Darstellungen auf Seite 52 f. an. Es ist Zweck der Kontraktionen der Übergangsphase, den Muttermund vollständig zu öffnen und die Austreibungsphase einzuleiten. Diese Kontraktionen sind außerordentlich stark, und es ist schwer, mit ihnen fertig zu werden. Sie dauern gewöhnlich 60 bis 90 Sekunden mit nur sehr kurzen Ruhepausen dazwischen. Diese Phase ist zwar meist nur kurz, dafür aber recht intensiv und anstrengend.

Das Übergangsatmen gleicht dem Eröffnungsatmen, jedoch wird zwischendurch in Abständen kräftig ausgeatmet. Dieses Ausatmen ist aus zwei Gründen nützlich. Erstens werden dadurch Ihre Lungen geleert und Ihr Zwerchfell nach oben gedrängt. Ihr Rücken wird gegen das Bett gedrückt und Ihr Schambein wird nach oben gezogen, so daß das Ziehen über dem Bauch und somit der Druck auf die Gebärmutter nachläßt. Zweitens werden Sie während der Übergangskontraktionen ganz überraschend das Verlangen verspüren, Ihr Kind hinauszupressen oder Sie werden das Gefühl haben, Stuhl lassen zu müssen. Das bedeutet, daß Ihr Kind sich weiter gesenkt hat und jetzt gegen den Mastdarm drückt. Da die Cervix noch nicht vollständig geöffnet ist, ist es wünschenswert, daß Sie noch nicht pressen. Und um sich vom Pressen abzuhalten, blasen Sie jetzt aus.

Zum Üben einer Übergangskontraktion beginnen Sie wie immer mit einem Erfrischungsatemzug. Nehmen Sie vier flache Atemzüge, zählen Sie diese beim Ausatmen (einatmen; beim Ausatmen im Geist 1 zählen; einatmen, beim Ausatmen 2 zählen; einatmen, beim Ausatmen 3 zählen; einatmen, beim Ausatmen 4 zählen). Dann atmen Sie das fünfte Mal flach ein und blasen kräftig die Luft durch den Mund wieder aus, so als ob Sie einen Löffel voll heißer Suppe abkühlen wollten. Nehmen Sie nochmals vier flache Atemzüge, zählen Sie 1, 2, 3, 4 beim Ausatmen, beim fünften Mal flach einatmen und kräftig ausblasen.

Flach 1, 2, 3, 4 - Ausblasen

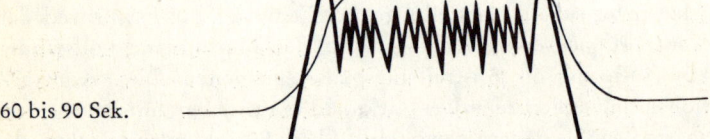

60 bis 90 Sek.

Setzen Sie diesen Atemrhythmus fort, bis zum Ende der Kontraktion und beenden Sie sie mit einem tiefen Erfrischungsatemzug.

Während Sie üben, denken Sie daran, daß diese Kontraktionen am schwersten zu beherrschen sind. Die Übergangsphase ist fast für jede Frau schwer, egal wie viele Kinder sie schon zur Welt gebracht hat. Zum Glück ist dieses Stadium gewöhnlich sehr kurz, und es bedeutet außerdem, daß Sie jetzt bald Ihr Kind zur Welt bringen werden. Sie werden aber sehr viel Entschlossenheit sowie moralische Unterstützung und körperlichen Beistand von seiten Ihres Mannes brauchen.

Austreibungsphase (Entbindung)

Nach der Übergangsphase ist es soweit: Ihr Kind wird jetzt gleich geboren. Die Cervix ist eröffnet, und der Kopf Ihres Kindes ist tief in den Geburtskanal gerutscht. Jetzt müssen Sie Ihr Kind hinauspressen. Sie spüren zwar noch Kontraktionen, aber ihre Intensität hat nachgelassen. Die Unregelmäßigkeit der Übergangsphase hat sich gelegt. Selbst wenn die Übergangsphase Sie sehr erschöpft hat, haben Sie jetzt wahrscheinlich das Gefühl, als habe man Ihnen eine Adrenalinspritze verpaßt. Das Anstrengendste ist überstanden, und Sie sind glücklich, daß Sie schon soweit sind. Endlich werden Sie mit der aktiven Arbeit beginnen. Daß die Geburt Ihres Kindes jetzt so greifbar nah ist, macht diese Phase zum aufregendsten und erfüllendsten Teil der Geburtsarbeit.

Der Arzt oder die Hebamme werden Ihnen jetzt sagen, daß Sie pressen dürfen. Um am wirkungsvollsten pressen zu können, füllen Sie Ihre Lungen mit Luft (Zwerchfell unten) und drücken mit Ihren Bauchmuskeln mit aller Kraft nach unten und – während Sie die Beckenbodenmuskeln entspannt lassen – pressen Sie Ihr Kind durch die Scheidenöffnung hinaus.

Während der ersten Preßkontraktionen liegen Sie auf dem Rücken, mit hochgestelltem Kopfende oder zusätzlichen Kissen. Ihre Beine sind entspannt hochgestellt und angewinkelt. Gelegentlich läßt man Sie auch zu Anfang in der Seitenlage pressen, auf der linken Seite zusammengerollt liegend, das rechte Bein in die Hüfte der Hebamme gestemmt. Vielleicht sollten Sie sich vorher nach der benutzten

Methode erkundigen, um keine Überraschungen zu erleben, und besprechen, ob Sie von Anfang an in der Position, auf die Sie sich eingestellt haben, pressen dürfen. Wenn Sie auf dem Rücken liegen, steht die Hebamme zu Ihrer Rechten, der Arzt zu Ihrer Linken, und Ihr Mann rechts hinter Ihnen. Zum Pressen greifen Sie mit den Händen in die Kniekehlen, Ihr Mann oder die Hebamme stützen Ihren Rücken hoch, Sie ziehen die Schultern ein, halten die Ellbogen nach außen, Kopf nach vorne und Augen auf. Alles außer dem eigentlichen Pressen können Sie zu Hause üben, entweder in der üblichen Position (mit Kissen unter Kopf und Beinen) oder flach auf dem Boden liegend, Ihre Beine auf einem Sessel ruhend.

Bei fortgeschrittener Austreibungsphase wird das Tischende entfernt und Ihre Beine werden auf Beinhalter gelegt. Vielfach werden Beinhalter nur bei einem geburtshilflichen Eingriff verwandt. Da diese jedoch effektivstes Pressen ermöglichen, sollten Sie vorher besprechen, ob Sie sie auch bei einer spontanen Geburt benutzen können. In großen Krankenhäusern werden Sie jetzt eventuell in ein anderes Zimmer gerollt – in das Entbindungszimmer. Die Hebamme steht jetzt vor Ihnen. Nun können Sie sich anstatt in den Kniekehlen an den Haltern hochziehen. Da diese nicht nachgeben, können Sie somit noch wirkungsvoller pressen.

Wenn eine Kontraktion den Höhepunkt erreicht hat und die Cervix am weitesten geöffnet ist, hat Ihr Pressen am meisten Effekt. Um die Kontraktion ihren Höhepunkt erreichen zu lassen, wird die Hebamme Sie bitten, zwei langsame, tiefe Atemzüge zu nehmen und dann mit dem Pressen zu beginnen. Beim Üben geben Sie sich im Geist den Befehl: Einatmen, ausatmen, einatmen, ausatmen. Einatmen (Zwerchfell unten), aus der Übungsposition hochkommen, in die Kniekehlen fassen, Beine weit auseinander, Schultern eingezogen, Ellbogen nach außen, Kopf nach vorne, Gesichtsmuskeln ganz entspannt und Augen auf – und dann beginnen Sie mit aller Kraft zu pressen. Pressen Sie fest mit den Bauchmuskeln, entspannen Sie den Beckenboden und drücken Sie nach unten aus der Scheidenöffnung hinaus. Halten Sie Ihren Atem so lange es geht. Wenn es nicht mehr geht, atmen Sie schnell aus, nehmen rasch nochmals einen tiefen Atemzug und pressen dann wieder.

Sie werden nur während der Kontraktionen pressen. Zwischen den Kontraktionen werden Sie sich entspannen und Kräfte sammeln.

Beachten Sie bitte folgendes: Pressen im letzten Stadium der Schwangerschaft kann schädlich sein. Sie sollten also in den letzten Wochen, wenn sie üben, nicht pressen, sondern statt dessen den Atem anhalten.

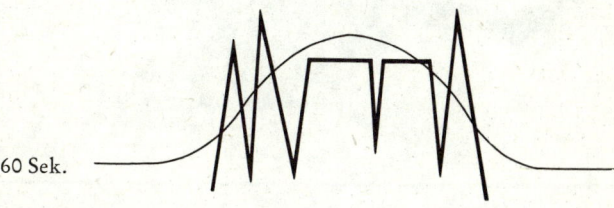

60 Sek.

Ihre ersten Preßanstrengungen werden einen kleinen Fleck des Kopfes in der Öffnung zwischen den Schamlippen erscheinen lassen. Bei den nächsten Preßkontraktionen wird der Kopf Ihres Babys durchtreten, das heißt, das Hinterhaupt wird sichtbar. Da der Durchmesser des kindlichen Kopfes etwas größer ist als die Scheidenöffnung, dürfen Sie während des Kopfdurchtrittes nicht pressen, da sonst das zarte Gewebe zwischen Scheide und After – der Damm – einreißen könnte. Wenn Ihr Beckenboden entspannt ist, wird durch die Kraft der Kontraktion der Damm schonend gedehnt, und der Kopf rutscht zaghaft und allmählich heraus.

Mitten in einer Kontraktion, wenn der kindliche Kopf heraustritt, mit dem Pressen aufzuhören, erfordert eine Menge Übung. Üben Sie eine normale Austreibungskontraktion: Einatmen, ausatmen, einatmen, ausatmen, einatmen – und pressen. Mitten in der Kontraktion stellen Sie sich das Kommando der Hebamme vor: Stop! Lassen Sie sich von Ihrem Mann die Anweisung geben. Bei diesem Kommando hören Sie auf zu pressen, lassen Halter oder Beine gehen, sinken zurück in die Kissen, öffnen Ihren Mund weit und fangen an zu hecheln. Dies ist das einzige Mal während der Geburtsarbeit, daß Sie diesen Atemtyp gebrauchen.

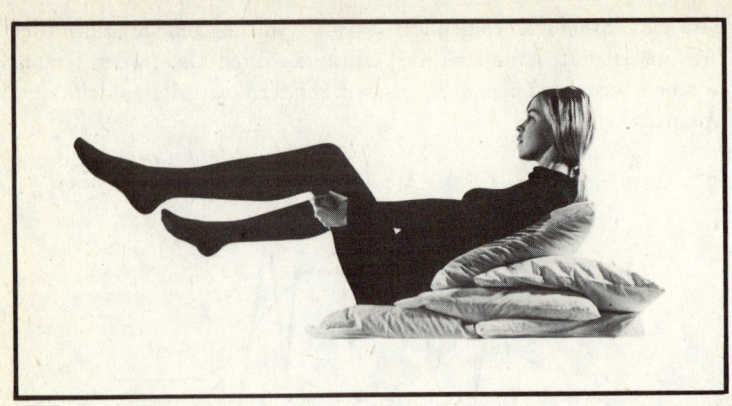

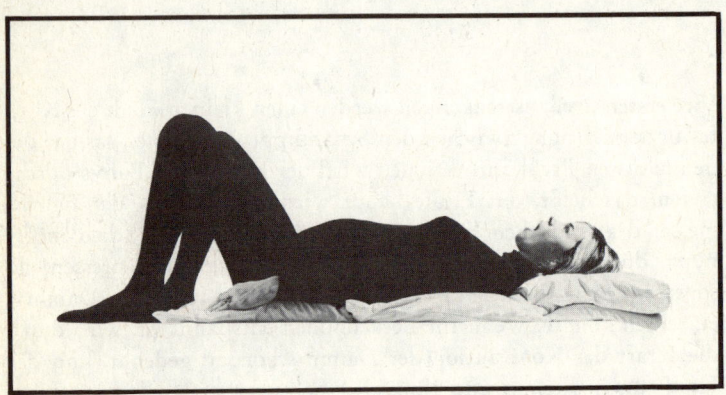

Atemübungen

Wiederholen Sie die Übungen immer in der Reihenfolge des Geburtsablaufs. Stellen Sie sich zuerst das Hochziehen des Gebärmutterhalses vor, dann die Eröffnungs- und die Übergangsphase, die

Geburt. Üben Sie nie, ohne Ihr kontrolliertes Atmen und Entspannen mit der Phase und den Merkmalen der durchzuprobenden Kontraktion in Verbindung zu bringen. Gewissermaßen proben Sie für Ihre Geburtsarbeit, wie eine Schauspielerin ihre Rolle probt. Wenn diese bei der Premiere die Bühne betritt, hat sie sich auf ihre Rolle so eingestellt, daß sie sie ganz automatisch spielt. So müssen Sie ebenfalls Ihre Rolle einüben, damit auch Sie bei Ihrer »Premiere« Ihre Rolle ganz automatisch beherrschen. Jede Kontraktion ist für Sie das Signal, mit der kontrollierten Entspannung und Atmung zu beginnen.

Position

Es gibt zwei Grundpositionen für die Geburtsarbeit, und Sie sollten beide üben. Proben Sie alle Übungen in beiden Positionen, entweder auf dem Rücken liegend, mit Kissen unter Kopf und Knien oder auf der Seite liegend, mit Kissen unter Kopf, Uterus und Oberschenkel. Manche Frauen nehmen unter der Geburt zeitweise den Schneidersitz ein, setzen sich rittlings über einen Stuhl oder, wenn Sie noch umherlaufen, lehnen sich an ihren Partner oder die Wand; auch der Vierfüßlerstand (mit Beckenwiegen) wird besonders bei Kontraktionen, die man im Rücken spürt, als sehr wohltuend empfunden. Stellen Sie sich während Ihrer Proben Verlaufsmuster und Ziel jeder Kontraktion vor (s. grafische Darstellungen auf den Seiten 82 ff.), sowie Intensität, Länge und Ruhepausen.

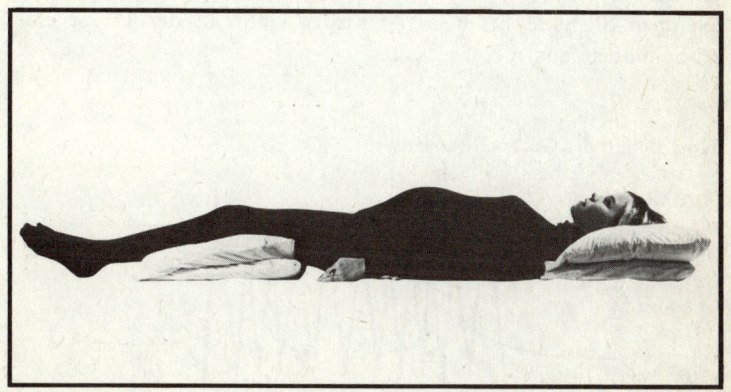

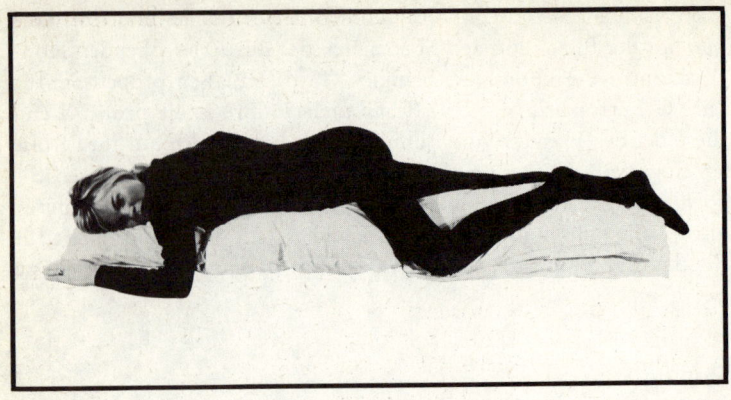

Proben Sie die ganze Geburt durch, einmal morgens und einmal abends.

Der Gebärmutterhals wird hochgezogen — Tief-langsame Brustkorbatmung

Beginnen Sie mit einem tiefen Erfrischungsatemzug.
Dann: tief-langsame Brustkorbatmung.
Enden Sie mit einem tiefen Erfrischungsatemzug.
Nehmen Sie sechs bis neun Atemzüge während der Dauer einer 60 Sekunden langen Kontraktion.

Hochziehen des Gebärmutterhalses.

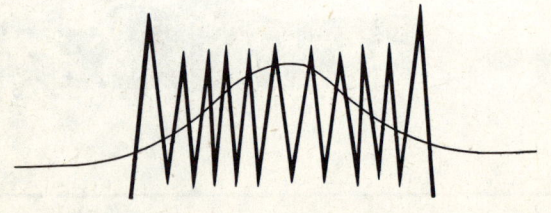

Eröffnen der Cervix — Flach-adaptierte Brustkorbatmung

Beginnen Sie mit einem tiefen Erfrischungsatemzug.

Dann steigern Sie schrittweise die Geschwindigkeit Ihrer Atmung bis zum Höhepunkt der Kontraktion (etwa bei 30 Sekunden), nun verlangsamen Sie wieder allmählich Ihre Atmung bis zum Ende der Kontraktion (60 Sekunden).

Enden Sie mit einem tiefen Erfrischungsatemzug.

Sie werden wahrscheinlich 20-25 Atemzüge in der Minute brauchen, wobei die ersten und die letzten fünf oder sechs Atemzüge viel langsamer sind als die mittleren.

Eröffnen des Gebärmutterhalses.

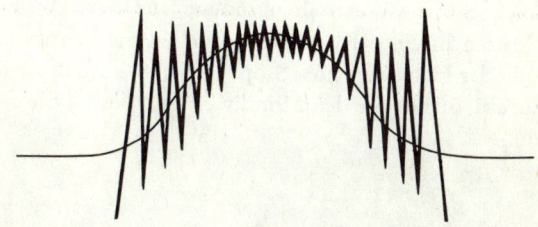

Übergangsphase — Flache Atmung mit kräftigem Ausblasen

Beginnen Sie mit einem tiefen Erfrischungsatemzug.

Nehmen Sie hintereinander vier kurze, flache Atemzüge und zählen Sie beim Ausatmen im Geist 1, 2, 3, 4. Atmen Sie beim fünften Mal leicht ein und blasen Sie kräftig durch den Mund aus. Dann zählen Sie wieder 1, 2, 3, 4 und blasen beim fünften Mal wieder aus. Wiederholen Sie dies bis zum Ende der Kontraktion (60 – 90 Sekunden) und hören Sie mit einem Erfrischungsatemzug auf.

Diese Atemtechnik kann sehr ermüden, doch durch tägliches Üben werden Sie nach und nach mehr Ausdauer erzielen.

Übergangsphase

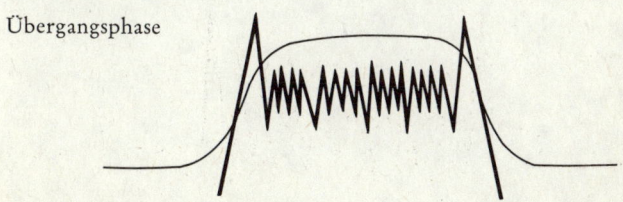

Austreibung — Pressen

Einatmen. Ausatmen. Einatmen. Ausatmen. Einatmen. Aus der
Übungsposition hochkommen, in die Kniekehlen fassen, Beine weit
auseinander, Schultern eingezogen, Ellbogen nach außen, Kinn nach
vorne und Augen offen. Pressen. Mit aller Kraft mit den Bauchmuskeln nach unten drücken. Beckenboden entspannt halten, nach
unten und zur vaginalen Öffnung hinausdrücken. So lange wie möglich den Atem anhalten, kurz ausatmen, rasch nochmals einen tiefen
Atemzug nehmen und bis zum Ende der Kontraktion weiterpressen.
Bitte denken Sie daran, während der Proben nicht tatsächlich zu
pressen, sondern statt dessen die Luft anzuhalten.

Wiederholen Sie die Austreibungsübung für den Durchtritt des
Kopfes. Mitten in einer Kontraktion stellen Sie sich im Geist das
Kommando der Hebamme vor: Stop! Lassen Sie die Beine los, legen
Sie sich zurück, öffnen Sie den Mund weit und fangen Sie an, schnell
zu hecheln.

Austreibung

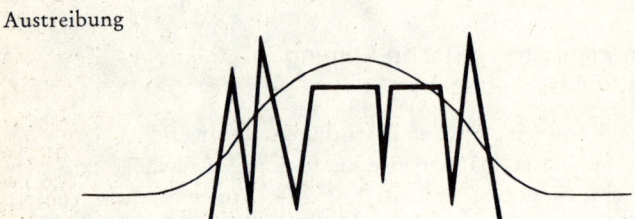

Leichte Fingerspitzen-Massage (Effleurage)

Eine andere Methode, die Ihnen hilft, die Kontraktionen unter Kontrolle zu halten, ist eine leichte, entspannende Massage: Die Effleurage. Die meisten Frauen empfinden diese spezielle Massage als angenehm und beruhigend, wenn der Uterus angespannt und empfindlich ist. (Einige wenige können jedoch keine Berührung vertragen.)

Die Kontraktionen, die den Gebärmutterhals hochziehen und dehnen, nehmen Sie zuerst in der Leistengegend wahr. Von dort breiten sie sich auf beide Seiten der Gebärmutter aus. Deshalb beginnt die Massage bei der Symphyse, dem Schambein, und führt in rotierenden Bewegungen nach oben und nach außen zu den Hüftknochen. Der Druck der Massage sollte stark genug sein, um gespürt zu werden, jedoch leicht genug, um die Gebärmutter nicht zu irritieren. Wieviel Druck angenehm ist, müssen Sie im Verlauf Ihrer Geburtsarbeit selbst herausfinden.

Die Massage kann auch gut von Ihrem Mann während der Kontraktionen ausgeführt werden. Das ist sehr angenehm, und Sie bekommen dadurch auch das Gefühl, nicht ganz allein mit Ihren Kontraktionen arbeiten zu müssen. Sie und Ihr Mann können als Team zusammenarbeiten.

Legen Sie die Fingerspitzen beider Hände leicht über dem Schambogen zusammen. Dann massieren Sie mit einem Ihnen angenehmen Druck entlang der Leisten auf die Hüftknochen zu. Nun beginnen Sie wieder von unten. Üben Sie die Effleurage während der ganzen Kontraktion in einem gleichmäßigen Rhythmus. Passen Sie den Rhythmus der Massage *nicht* dem adaptierten Atemrhythmus an.

Es ist schwierig, ein bestimmtes Tempo anzugeben. Wahrscheinlich werden 10 bis 20 Bewegungen während einer 60 Sekunden langen Kontraktion am wirksamsten sein. Wählen Sie den Rhythmus, der Ihnen Erleichterung bringt. Auf jeden Fall müssen Sie die Effleurage zusammen mit einer Kontraktion beginnen und sie fortführen bis zum Ende.

Während eines großen Teils Ihrer Geburtsarbeit werden Sie auf der Seite liegen. Sehr wirkungsvoll ist eine Rückenmassage mit kräftigem Druck vom Steißbein zum Kreuzbein hin. Legen Sie die Finger weit unten auf das Steißbein und ziehen Sie nach oben – langsam, rhythmisch und mit starkem Druck.

Zusammenfassung

Schließen Sie die Augen und stellen Sie sich vor, daß Sie im Kreißsaal liegen. Eine Kontraktion beginnt. Sie nehmen einen tiefen Erfrischungsatemzug und entspannen sich ganz bewußt. Ihr Mann führt die Fingerspitzen-Massage aus und überprüft schnell, ob Hände und Füße entspannt sind. Die Intensität der Kontraktion nimmt zu, und Sie beginnen mit der flach-adaptierten Brustkorbatmung. Ihr Mann setzt die Massage fort, erinnert Sie nochmals daran, entspannt zu bleiben, sagt Ihnen die Sekundenzahl an (10, 20, 30 ... Sekunden). Das gibt Ihnen moralische Unterstützung. Wenn die Kontraktion vorbei ist, nehmen Sie nochmals einen tiefen Erfrischungsatemzug.

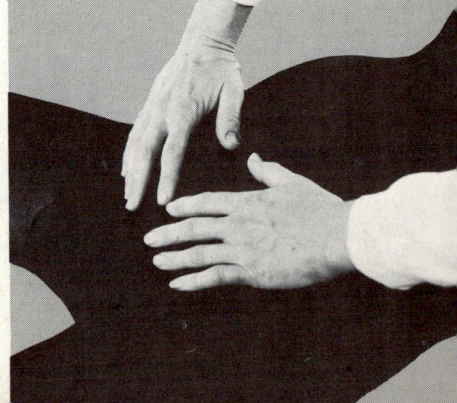

Legen Sie die Fingerspitzen beider Hände leicht über dem Schambogen zusammen.

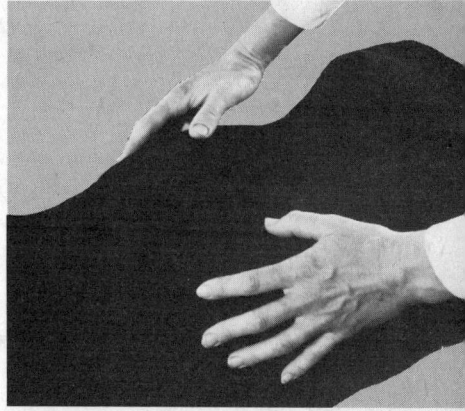

Massieren Sie mit einem
Ihnen angenehmen Druck
entlang der Leisten auf die
Hüftknochen zu.

Sehr wirkungsvoll ist eine
Rückenmassage.

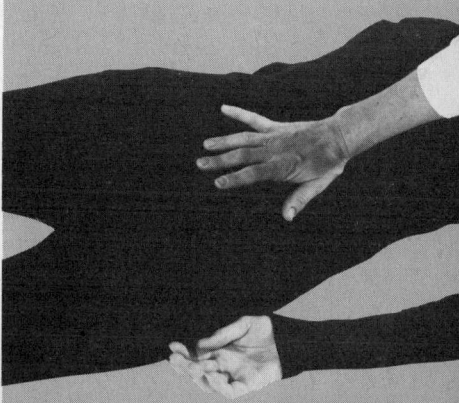

Vom Steißbein ausgehend
massieren Sie langsam, rhythmisch und mit starkem
Druck nach oben zum
Kreuzbein hin.

6. Das Kapitel für die Väter
(VON RODGER EWY)

Der Vater? Wer wird den wohl brauchen? Nachdem er seine Frau
angemeldet hat, wird der »Bazillenträger« ins Wartezimmer verbannt.

Dies traurige Bild des hilflosen Vaters ist nicht nötig, denn sobald
auch er darauf vorbereitet ist, bei der Geburt seines Kindes aktiv
mitzuwirken, kann er eine wesentliche Rolle übernehmen. Seit
Jahren gehören Hebammen und Ärzte zu dem Team, das eine
sichere, gesunde und glückliche Geburt für die Mutter gewährleisten
soll. Jetzt ist auch der »ausgebildete«, interessierte Vater diesem
Team beigetreten.

Meine vier »Lamaze-Babys« haben mich überzeugt, daß der gut
vorbereitete Vater bei der Geburt überaus wichtig ist. Als Donna
mit unserem ersten Kind schwanger war, begannen wir, uns zusammen auf die Geburt vorzubereiten. Wir informierten uns intensiv über den gesamten Komplex Geburt und gewannen nach und
nach ein besseres Verständnis für das, was uns während Schwangerschaft, Geburtsarbeit und Entbindung erwarten würde. Wir begannen mit unserem »Lamaze-Unterricht«, als Donna im siebten
Monat war. Fast von Anfang an konnte ich ihr bei den Atemtechniken und besonders bei den Entspannungsübungen helfen.

Diese Art, Babys auf die Welt zu bringen, war anders – war erfüllender. Das Hollywood-Image des werdenden Vaters, der nervös
und nutzlos in hallenden Korridoren anonymer Krankenhäuser
auf- und abschreitet, kam mir immer wieder in den Sinn. Ich, im
Gegensatz dazu, war hier, half meiner Frau und lernte, wie ich ihr
während der Geburtsarbeit und Entbindung beistehen konnte. Als
die Geburt unseres Kindes näherrückte, sahen wir ihr beide mit
großer Freude entgegen. Unsere Lehrerin hatte uns gut vorbereitet,
und unser Arzt hatte alles getan, um uns alle Aspekte der bevor-
stehenden Geburt begreiflich zu machen. Er erlaubte mir sogar,
diese aufregende erste Geburt zu fotografieren und auf Tonband
aufzunehmen.

Die Beglücktheit, die diese Bilder von Marguerites Geburt ausstrahlen, war zu einem großen Teil darauf zurückzuführen, daß ich meiner Frau helfend zur Seite stehen konnte. Dieselbe glückliche Atmosphäre herrschte bei der Geburt aller unserer Kinder.

Obwohl es ausgezeichnete Krankenhäuser gibt mit hervorragend geschultem medizinischem Personal, kann nichts die Intimität und das Glücksgefühl des gemeinsamen Erlebens ersetzen, das durch die Anwesenheit eines vorbereiteten Partners bei der Geburt vermittelt wird. Sie als Ehemann können Ihrer Frau die Hilfe und Unterstützung bieten, die zu einem großen Teil das Lamaze-Erlebnis ausmachen.

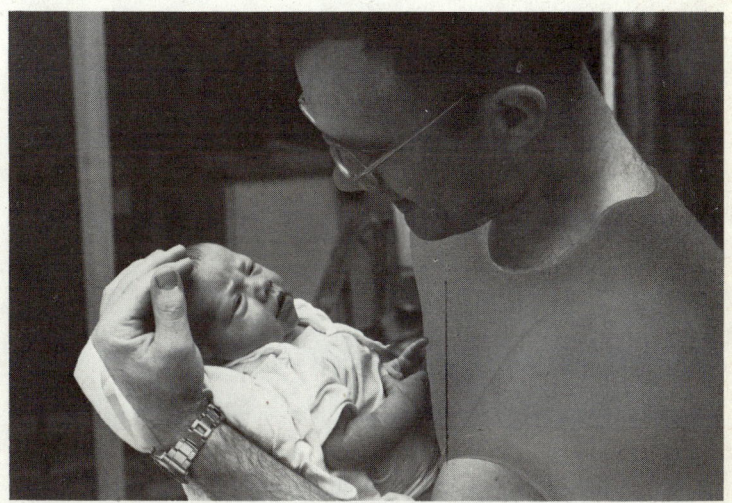

Ein »Lamaze-Vater« mit seiner Tochter.

Vor und nach der Geburt sind Wissen und Verständnis der Schlüssel für Ihre Rolle während einer vorbereiteten Geburt. Lernen Sie zusammen mit Ihrer Frau, was bei der Geburt vor sich geht. Nehmen Sie mit ihr zusammen am Geburtsunterricht teil, wenn ein solcher angeboten wird. Man wird Sie brauchen, um beim Erlernen der Übungen, Atem- und Entspannungstechniken zu helfen.

Wenn Sie mit Ihrer Frau diese Kurse besuchen, werden Sie *beide* die Lamaze-Prinzipien gründlicher erlernen und können gezielter Fragen stellen. Etwaige Unklarheiten können Sie mit der Ausbildungskraft und den anderen werdenden Eltern besprechen. Ihr gut fundiertes Verständnis aller Vorgänge vermittelt Ihnen Zuversicht und Ruhe – beides sehr wichtige Elemente für eine glückliche Geburt.

Im Krankenhaus werden Sie während der Geburtsarbeit und Entbindung gebraucht – als Ehemann, Beschützer, »Trainer« und Gefährte. Viele der Dinge, die Sie für Ihre Frau tun können, werden von Ihnen am besten getan.

Sie werden körperlichen Beistand (Massage, Überwachung der Atemtechnik, Überprüfung der Entspanntheit), sowie seelische Unterstützung (Ermutigung, Ermunterung, Mitteilungen über den Fortschritt, den sie schon gemacht hat) leisten müssen. Ihre Aufgaben im seelischen Bereich sind ebenso wichtig wie die körperliche Hilfe: Überlegen Sie einmal, wieviel Effekt eine anfeuernde Zuschauermenge auf einen Spitzenläufer oder Fußballspieler hat.

»All das habe ich zu geben?« sagen Sie sich. »Gut, und was habe *ich* davon?« Hier kommen die menschlichen Vorzüge der Lamaze-Methode ins Spiel. Als direkter, verantwortungsbewußter Beteiligter bei der Geburt Ihres Kindes werden Sie verstärkte Zuneigung und vermehrten Respekt seitens Ihrer Frau verspüren.

Die Geburt eines Kindes ist eines der wichtigsten Ereignisse, das ein Ehepaar teilen kann. Ihre Frau braucht Ihre Hilfe. Ihre Frau braucht Sie. Ein Mann, der nicht auf die Bedürfnisse seiner Frau eingehen kann, fühlt sich hilflos und ohnmächtig, und seine Frau verspürt oft ungewollte Enttäuschung über seine Unfähigkeit, sie einzugehen. Es wird Ihnen enorme Genugtuung verschaffen, Ihrer Frau helfen zu können. Anstatt verdammt zu sein zu einer Rolle frustrierender Ignoranz und Wartezimmer-Ohnmacht, werden Sie das aufrichtige, nachhaltige Gefühl haben, bei der Geburt Ihres Kindes unendlich mitgeholfen zu haben.

Die Anforderungen einer Geburt bieten einem Ehemann die Gelegenheit, die Gefühlsbindungen zu seiner Frau zu vertiefen und zu festigen. Zu dieser Zeit der besonderen Beanspruchung und Belastung ist die aktive Teilnahme des Mannes Zeichen seiner Liebe für seine Frau. Er übernimmt Verantwortung für seine Frau und für das Kind, das sie gezeugt haben. Er zeigt, daß er die Anstrengungen seiner Frau anerkennt und gewillt ist, seinen Teil dazu zu tun. Er lernt seine Frau in wohl der wichtigsten und kreativsten Phase ihres Lebens kennen. Ich kann über mich persönlich sagen, daß die Freude darüber, mit Donna bei der Geburt unserer vier Kinder zusammen gewesen zu sein, sich auf ein inhaltsreiches, ausgefülltes Leben gemeinsamer Aktivitäten und gegenseitigen Respekts übertragen hat – ein Leben, das nicht erfüllender sein könnte.

7. Die Geburt

Endlich ist der große Tag da. Seit Wochen haben Sie geprobt. Während der letzten Woche fingen Sie an, sich zu fragen, ob es denn je soweit sein würde. Sie hatten schon oft Kontraktionen, und jedes Mal dachten Sie, daß die Geburtsarbeit jetzt vielleicht anfinge. Aber jedes Mal hörten die Kontraktionen wieder auf. Dann mit der Zeit ignorierten Sie sie. Aber dieses Mal gehen sie nicht weg. Nach und nach wird Ihnen bewußt, daß die Kontraktionen nicht nur andauern, sondern daß sie auch zunehmend stärker werden. Vielleicht haben Sie den Schleimpfropf, der den Gebärmutterhals verschlossen hielt, mit etwas Blut vermischt verloren. Vielleicht ist die Fruchtblase auch geplatzt, und sie beginnt, sich tropfenweise oder in einem großen Strahl zu entleeren. Es wird ihnen klar, daß es dieses Mal »ernst« ist. Wenn die Kontraktionen regelmäßig kommen und zunehmend stärker werden, wissen Sie, daß es sich um echte Kontraktionen handelt. »Falsche« Kontraktionen können zwar auch regelmäßig sein, aber sie werden nicht intensiver.

Wenn Sie sicher sind, daß die Geburtsarbeit begonnen hat, benachrichtigen Sie Ihren Mann. Wie viele Männer wird er vielleicht aufgeregter und nervöser sein als Sie. Er wird gleich den Arzt, das Krankenhaus und die ganze Welt anrufen wollen. Lassen Sie ihn ruhig das Krankenhaus anrufen. Aber lassen Sie sich von Ihrem Mann nicht überreden, zu früh ins Krankenhaus zu gehen. Die normale Geburtsarbeit dauert etwa neun Stunden, und der erste Teil nimmt die meiste Zeit davon in Anspruch. Es wird viel angenehmer sein, diese erste Zeit in Ihren eigenen vier Wänden zu verbringen, wo Sie wahrscheinlich ein spannendes Buch lesen oder noch etwas fertigstricken können. Es gibt nichts Langweiligeres als ein Krankenhaus für einen Menschen, der nicht krank ist. Denken Sie daran: Sie sind nicht krank! Sie werden ein Kind bekommen.
Wenn Ihr Arzt es erlaubt, können Sie vielleicht sogar noch in aller Ruhe ein Bad nehmen. Falls die Kontraktionen noch so schwach sind, daß Sie schlafen können, dann bitte tun Sie das auf jeden Fall, denn es ist wichtig für Sie, so ausgeruht wie möglich zu sein. Eine große Aufgabe liegt vor Ihnen – die anstrengendste Arbeit, die Sie

je geleistet haben. Da bei Einsetzen der Kontraktionen die Verdauung stoppt, empfiehlt es sich, nichts mehr zu essen.

Der Zweck dieser ersten Kontraktionen ist das Hochziehen und Auflockern der Cervix. Wenn die Kontraktionen so stark sind, daß sie bewußte Entspannung und Atemtechniken erfordern, wenn Sie also sicher sind, daß die Geburtsarbeit begonnen hat, ist es an der Zeit, die Koffer zu nehmen und sich auf den Weg ins Krankenhaus zu machen.

Das Krankenhausaufnahmeverfahren ist einfach. Dann geht's auf zur Entbindungsstation, wo Sie von der Hebamme und den Schwestern empfangen werden. Zum letzten Mal runter mit den Umstandskleidern. Sie ziehen ein Nachthemd an. Dann werden die vaginalen Haare abrasiert, vielleicht wird noch ein Einlauf gemacht. Manche Ärzte finden, daß dies nicht nötig ist, aber in den meisten Krankenhäusern gehört es zur Routine.

Der Gebärmutterhals wird hochgezogen

Die Rolle der Frau

Zunächst einmal werden Sie untersucht. Wenn der Gebärmutterhals noch nicht ganz hochgezogen ist, dürfen Sie vielleicht noch ein wenig auf dem Flur auf und ab laufen. In einem kleinen Krankenhaus werden Sie dann gleich in den Kreißsaal gebracht, in einem größeren Krankenhaus verbringen Sie die Zeit bis zur Austreibung im »Wehenzimmer«.

Ihr Mann wird im weißen Kittel schon auf Sie warten. Bitten Sie ihn, Ihr Bett hochzudrehen und einige Kissen zu besorgen, die Sie unter Kopf und Knie legen können. Damit das Gewicht der Gebärmutter während der Geburtsarbeit nicht auf Ihrem Körper lastet, nehmen Sie am besten eine fast sitzende Stellung ein oder legen sich auf die Seite. Es ist gut, von Zeit zu Zeit die Position zu ändern. Jetzt ist die Geburtsarbeit wahrscheinlich schon recht gut fortgeschritten, und Sie werden Ihre Atem- und Entspannungstechniken benötigen, falls Sie nicht schon damit begonnen haben. Fangen Sie mit den erlernten Atemmustern erst dann an, wenn Sie sie unbedingt brauchen.

Wenn dies Ihr erstes Baby ist, haben die Kontraktionen bis jetzt wohl nur das Auflockern und Verstreichen des Gebärmutterhalses bewirkt. Denken Sie daran, daß die erste Phase der Geburtsarbeit am längsten dauert. Seien Sie nicht entmutigt, wenn Sie feststellen, daß die Geburtsarbeit noch gar nicht so weit fortgeschritten ist, wie Sie dachten. Obwohl wir versucht haben, Ihnen eine Vorstellung von einer Uteruskontraktion zu geben, ist es unmöglich, die Intensität zu beschreiben. Die Stärke der ersten Kontraktionen wird Sie vielleicht überraschen.

Wenn Sie andere Kinder haben, hat der Eröffnungsprozeß wahrscheinlich schon begonnen. Denken Sie daran, daß jede Kontraktion der Mechanismus ist, durch den der Gebärmutterhals hochgezogen und gedehnt und Ihr Baby hinausgedrückt wird.

In diesem Stadium sollten Sie die Kontraktionen analysieren, um mit ihrem Verlauf vertraut zu werden. Die Gebärmutterkontraktionen werden jetzt das auslösende Signal für Ihre Atem- und Entspannungstechniken sein. Entspannen Sie Ihren Körper, Arme und Beine und den Beckenboden.

Setzen Sie die tief-langsame Brustkorbatmung so lange wie möglich fort. Es wäre ausgezeichnet, wenn Sie diese Atmung während der ganzen Geburtsarbeit benutzen könnten, da diese am wenigsten Anstrengung und Nerven erfordert. Die meisten Frauen beginnen viel zu früh mit der Eröffnungsatmung.

Die Hebamme bei der Untersuchung.

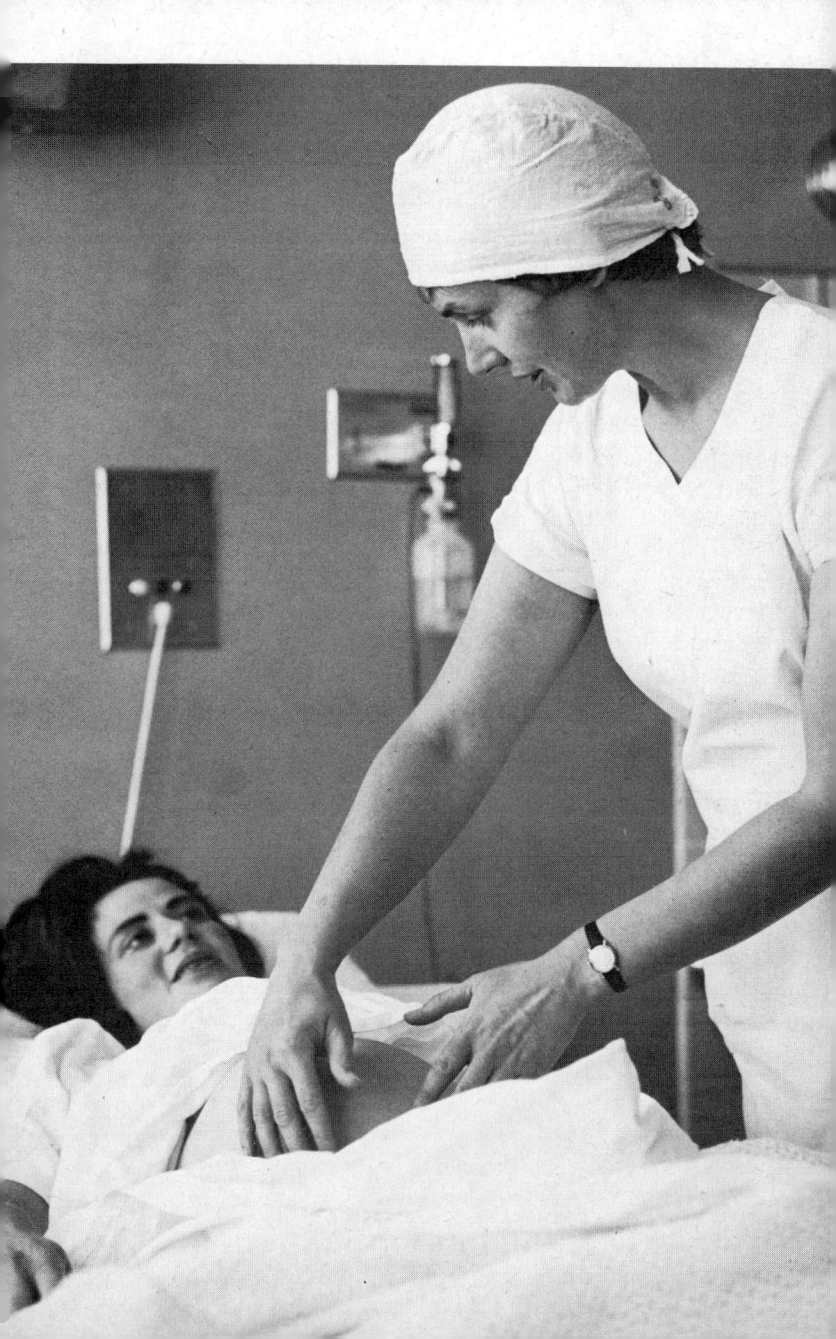

Die Rolle des Mannes

Sehen Sie zu, daß Ihre Frau so ruhig wie möglich ist. Versichern Sie ihr, daß sie weiß, was vorgeht und daß sie über Techniken verfügt, damit fertigzuwerden. Helfen Sie ihr mit ihren Atemmustern. Versuchen Sie die Massage – Ihre Frau wird Ihnen sagen, ob Sie es richtig machen. Wenn sie die Gebärmuttermassage nicht als angenehm empfindet, versuchen Sie es mit Rückenmassage. Geben Sie ihr Anweisungen, Hände und Füße und besonders die Beckenbodengegend zu entspannen. Arbeiten Sie mit den Kontraktionen: Lernen Sie, Anfang, Höhepunkt und Ende zu erkennen. Ihre Frau soll Ihnen sagen, wann sie beginnen, stärker werden und wieder nachlassen. Wenn die Kontraktionen ganz regelmäßig geworden sind, können Sie diese Phasen selbst erkennen. Stoppen Sie die Ruhepausen mit einer Stoppuhr oder einer Uhr mit Sekundenzeiger ab und werden Sie damit so vertraut, daß Sie Ihrer Frau sagen können, wann eine Kontraktion beginnen sollte, wann sie den Höhepunkt erreichen und wann sie enden sollte. Die Wirksamkeit der Lamaze-Methode beruht zu einem großen Teil auf der Ablenkung von den Kontraktionen. Helfen Sie ihr deshalb, sich auf Entspannung, Atmung und Massage zu konzentrieren. Indem Sie mit ihr reden, geben Sie Ihr moralische Unterstützung und lenken sie zur gleichen Zeit ab.

Eröffnen der Cervix

Die Kontraktionen werden stärker und länger und sind vielleicht schwerer in den Griff zu bekommen. Sie dauern ungefähr 60 Sekunden. Dazwischen liegt eine Ruhepause von 1 bis 3 Minuten. Diese Kontraktionen wirken auf die Eröffnung des Muttermundes hin. Sie werden jetzt merken, daß es immer anstrengender wird, die Kontraktionen zu kontrollieren. Sie sind jetzt sehr beschäftigt und wollen nicht mehr gestört werden.

Die Rolle der Frau

Wenn die tief-langsame Brustkorbatmung nicht mehr genügt, wechseln Sie zur flach-adaptierten Brustkorbatmung über. Denken Sie daran, Ihre Atmung an die Intensität der Kontraktionen anzupassen. Atmen Sie langsam, regelmäßig und rhythmisch und so konzentriert wie möglich. Entspannen Sie ganz bewußt Ihren Körper, besonders die Beckengegend. Benutzen Sie die Effleurage. Sie müssen jede Kontraktion am Anfang »erwischen« und gewissenhaft mitarbeiten vom Beginn über den Höhepunkt bis zum Ende. Stellen Sie sich die Kontraktion wie eine Welle vor und versuchen Sie immer »obenauf zu bleiben«. Behalten Sie die Kontrolle. Wenn Sie sie einmal verlieren sollten, dann bringen Sie diese Kontraktion hinter sich, so gut sie können. Beginnen Sie das nächste Mal frisch und mit erneuter Konzentration. Wenn Sie zu irgendeinem Zeitpunkt während der Eröffnungsphase erschöpft werden oder das Gefühl haben, daß die flache Atmung nicht mehr genügt, dann kehren Sie einige Kontraktionen lang zur tief-langsamen Brustkorbatmung zurück. Wenn Sie dann wieder zur Eröffnungsatmung übergehen, wird sie viel wirksamer sein. In manchen Kliniken wird bei etwa 5 cm Eröffnung die Fruchtblase gesprengt, besonders wenn die Herztöne des Kindes durch einen durch die Scheide angeschlossenen Monitor überwacht werden. In anderen Kliniken ist man gegen eine künstliche Sprengung der Fruchtblase, weil sie als Schutz für den kindlichen Kopf angesehen wird. Das Öffnen der Fruchtblase ist vollkommen schmerzlos.

Die Eihäute werden mit einem Spezialinstrument leicht eingerissen, damit das Fruchtwasser herausfließt. Der Kopf des Kindes drückt dann direkt auf die Cervix, und die Kontraktionen werden sehr viel stärker.

Die Rolle des Mannes

Bemühen Sie sich weiterhin, es Ihrer Frau so bequem und angenehm wie möglich zu machen. Messen Sie die Dauer der Kontraktionen und beobachten Sie deren Fortschritt anhand des Verlaufsmusters. Erinnern Sie Ihre Frau daran, sich zu entspannen, während Sie überprüfen, ob Hände und Füße entspannt sind. Führen Sie die Massage

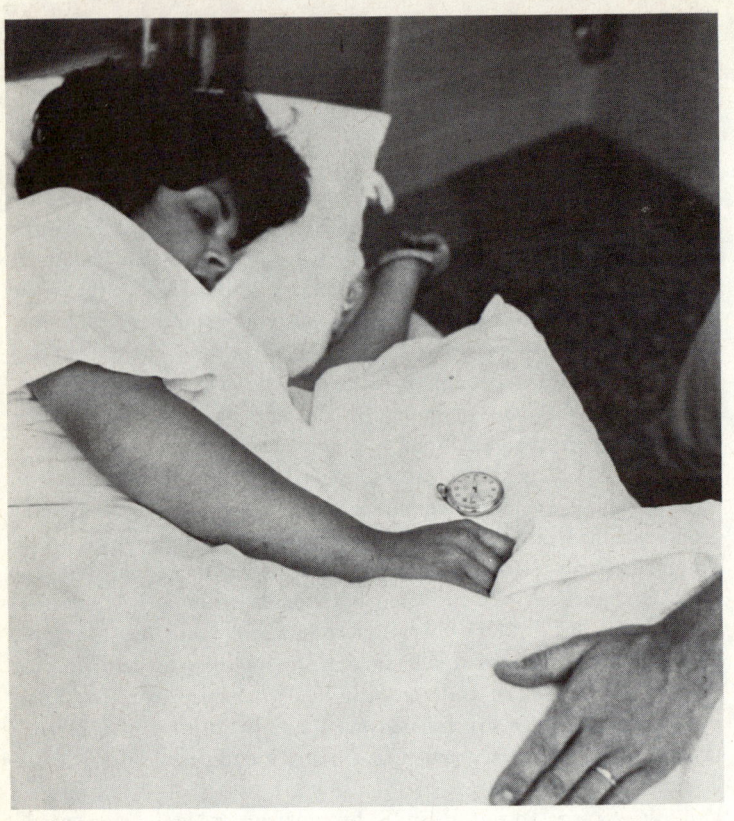

Abstoppen der Kontraktionen mit der Stoppuhr.

aus, es sei denn, die Gebärmutter ist so empfindlich, daß die Effleurage unangenehm wirkt. Wischen Sie ihr die Stirn mit einem kühlen Lappen ab. Geben Sie ihr kleine Eiswürfel, um Hals und Lippen zu befeuchten. Sie braucht immer wieder Ihre Anweisungen, Ihre Ermutigung und Ihre moralische Unterstützung. Sehen Sie zu, daß sie nicht zu schnell atmet. Passen Sie auf, daß Arzt oder Hebamme ihr nach jeder Untersuchung mitteilt, welche Fortschritte sie bereits gemacht hat.

Übergangsphase

Allmählich wird sich das Verlaufsmuster der Kontraktionen ändern. Sie merken jetzt, daß sie länger dauern, stärker sind und daß die Ruhepausen kürzer werden. Sie werden den Drang zum Pressen verspüren oder Sie werden größere Schwierigkeiten haben, die Kontraktionen unter Kontrolle zu halten und sich zu entspannen.

Die Rolle der Frau

Bitte geben Sie jetzt nicht gleich auf, wenn wir Ihnen sagen, daß Sie nun beginnen, sich unwohl zu fühlen, sich zu erbrechen, zu zittern, daß Sie Krämpfe bekommen, Rückenschmerzen verspüren und extrem müde werden. Ganz im Gegenteil: Wenn Sie erst mal bei dieser Phase angelangt sind, haben Sie allen Grund, sich zu freuen, denn dies sind die Zeichen, daß nun alles bald vorüber, daß die Geburt Ihres Kindes kurz bevorsteht. Obwohl der Muttermund noch nicht vollständig (10 cm) geöffnet ist, arbeiten die austreibenden Kräfte der Gebärmutter jetzt schon, und das überwältigende Verlangen mitzupressen mag Sie überraschen. Da der Muttermund noch nicht maximal gedehnt ist, benutzen Sie nun die Übergangsatmung, um das Pressen unmöglich zu machen. Wenn eine Kontraktion beginnt, nehmen Sie einen Erfrischungsatemzug, dann vier flache Atemzüge, indem Sie beim Ausatmen im Geist 1, 2, 3, 4 zählen. Nochmals leicht einatmen und dann kräftig ausblasen. Setzen Sie diese Atmung fort, bis die Kontraktion vorbei ist und hören Sie mit einem Erfrischungsatemzug auf. Sie werden sich ganz besonders anstrengen müssen, um entspannt zu bleiben. Die Fingerspitzen-Massage ist gewöhnlich sehr wirksam. In diesem Stadium wird Ihnen vielleicht die Seitenlage am angenehmsten sein. Denken Sie bitte daran, daß dies zwar die schwierigste, aber auch die kürzeste Phase ist. Gewöhnlich dauert sie nur 5 bis 40 Minuten. Die Übergangsphase ist ein Signal für Sie, daß Sie nun bald beginnen dürfen, Ihr Baby hinauszupressen.

Die Rolle des Mannes

Machen Sie so weiter wie bisher. Ermutigung ist in dieser Phase besonders wichtig. Sagen Sie Ihrer Frau, wie gut sie ihre Sache macht. Erinnern Sie sie daran, daß jede Kontraktion sie der Geburt Ihres Kindes näherbringt. Helfen Sie ihr, sich zwischen den Kontraktionen zu entspannen. Achten Sie darauf, daß sie jede Kontraktion am Anfang »erwischt«. Führen Sie weiterhin die Effleurage aus. Kreuzmassage ist in dieser Phase besonders wirksam.

Austreibungsphase

Wenn dies Ihr erstes Kind ist, werden Sie wohl erst eine Weile ohne große Vorbereitung pressen, auf dem Rücken liegend, mit hochgestelltem Kopfende oder auf mehreren Kissen, so wie Sie das zu Hause geübt haben. Man wartet darauf, daß der Kopf des Kindes in der Scheidenöffnung sichtbar wird. Bei Ihrem ersten Kind wird es natürlich länger dauern, bis es durch den Geburtskanal gleitet und heraustritt. Sie werden froh sein, pressen zu dürfen. Endlich tun Sie etwas, das einen konkreten Zweck hat.

Die Rolle der Frau

Die Hebamme wird Ihnen wahrscheinlich sagen, daß Sie mit der nächsten Kontraktion pressen dürfen. Wenn eine Kontraktion beginnt, holen Sie tief Luft und atmen aus, holen nochmals tief Luft und atmen aus. Dann atmen Sie tief ein, fassen in die Kniekehlen, Ellbogen nach außen, Kinn nach vorne, Augen auf, und drücken das Kind mit aller Kraft, mit Hilfe der Bauchmuskeln durch die Scheide hinaus. Achten Sie besonders auf Entspannung der Beckenboden- und Gesichtsmuskulatur. Halten Sie Ihren Atem an, so lange es überhaupt geht. Dann rasch ausatmen, nochmals tief einatmen und bis zum Ende der Kontraktion so weiterpressen. Ruhen Sie sich zwischen den Kontraktionen gut aus. Sie werden bei den folgenden Kontraktionen so weiterpressen, bis der Kopf des Kindes am Scheidenausgang sichtbar wird. Dann werden Sie entweder ins Entbindungszimmer gerollt oder, wenn Sie sich in einer kleinen Klinik befinden, wird einfach das Tischende entfernt, die Beinhalter angebracht und Ihre Beine darüber gelegt. Oder aber, das Kreißbett wird belassen wie es ist, und Sie halten sich an den Beinen fest. Die Hebamme wird ein steriles Tuch unterlegen und Vulva und Anus mit einer sterilisierenden Lösung abwaschen. Sie wird den Spiegel zurechtrücken, damit Sie die Geburt Ihres Kindes mitverfolgen können, und wird Ihnen die Griffe an den Haltern zeigen, an denen Sie sich beim Pressen hochziehen. Nun ist alles bereit für die Entbindung.

Die Hebamme nimmt ihren Platz am Ende des Tisches ein. Während einer Kontraktion, wenn der Damm blutleer ist, führt der Arzt oder die Hebamme bei Bedarf eine Episiotomie aus. Das ist ein kleiner, schmerzloser Schnitt in den örtlich betäubten Damm, der gemacht wird, um die Öffnung für das Passieren des Kopfes zu vergrößern und ein Einreißen des Dammes zu verhindern.

Wenn Sie das Gefühl haben, daß Sie nicht wirksam genug pressen, fragen Sie die Hebamme, wie Sie es besser machen können. Von jetzt ab haben Sie nur noch eine Aufgabe: Pressen, pressen und nochmals pressen. Denken Sie daran, daß die Austreibungskontraktionen nicht so stark wie die Übergangskontraktionen und deshalb viel leichter zu kontrollieren sind. Und jede Kontraktion bringt Sie der Geburt Ihres Kindes näher.

Schauen Sie in den Spiegel. Sie werden von Mal zu Mal mehr vom Kopf Ihres Babys in der Vulva sehen. Dann, wenn endlich der ganze Hinterkopf sichtbar wird, lassen Sie sich zurücksinken und hecheln, während die Hebamme den Kopf des Kindes »entwickelt«. Sie können Augen, Nase, Mund und Kinn sehen, und dann ist der ganze Kopf geboren. Da die Entbindung des kindlichen Kopfes der schwierigste Teil ist, ist Ihre eigentliche Arbeit jetzt schon vorbei. Der Körper des Kindes gleitet jetzt mühelos heraus. In den fortschrittlichen Kliniken wird Ihnen Ihr Baby sofort auf den Bauch gelegt, damit Sie es massieren können. Vielleicht ist es nötig, daß der Schleim aus Mund und Nase gesaugt wird. Wenn die Nabelschnur auspulsiert hat, wird sie an zwei Stellen abgebunden oder abgeklemmt und dazwischen durchtrennt. Wenn Sie stillen wollen, können Sie das Kind bereits auf dem Entbindungstisch etwa 20 bis 30 Minuten nach der Geburt anlegen. Dann bekommt es Tropfen in die Augen, um einer Infektion vorzubeugen. Wenn Sie Ihr Kind im Arm halten, wissen Sie, daß sich jede Minute der Geburtsarbeit gelohnt hat.

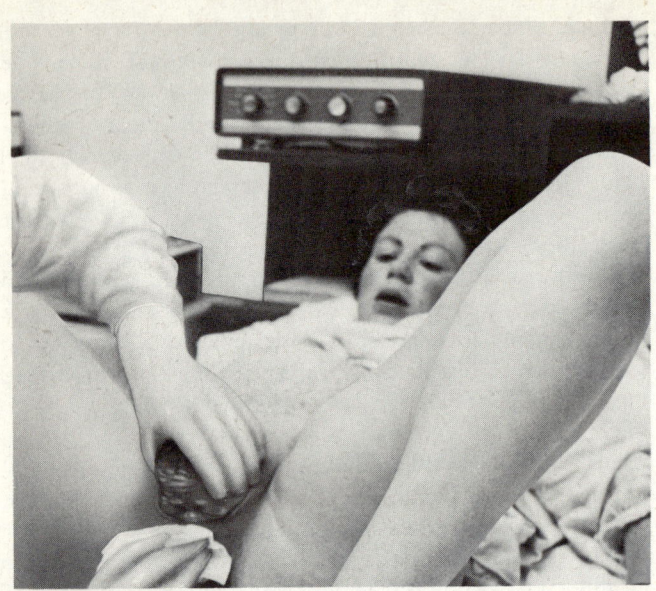

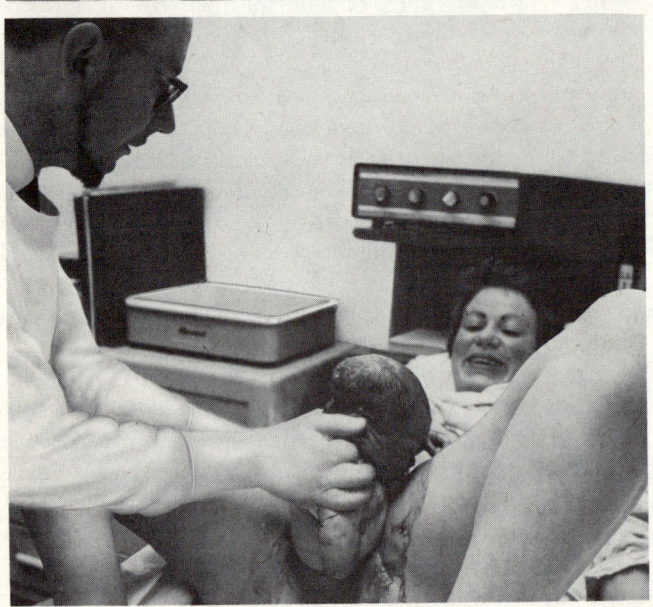

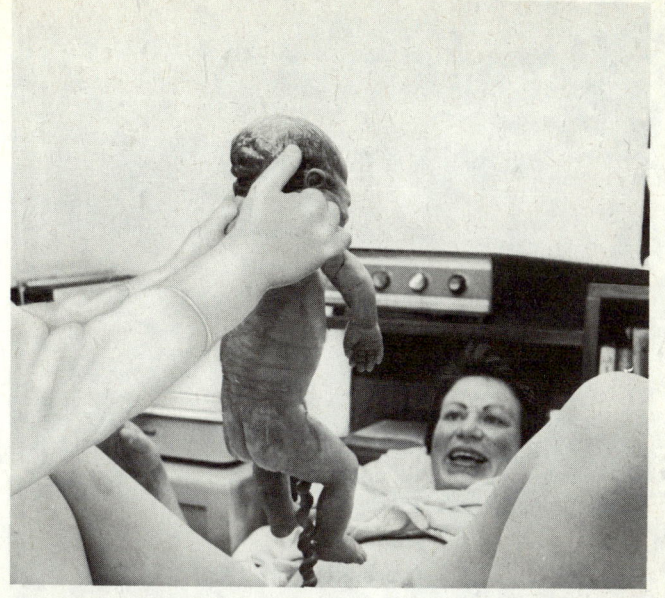
Donna Ewys Entbindung.

Doch noch ist die Entbindung nicht abgeschlossen. Mit der nächsten Kontraktion wird die Placenta, die sich inzwischen von der Gebärmutterwand gelöst hat, ausgestoßen. Der Arzt oder die Hebamme werden den Mutterkuchen untersuchen, um zu überprüfen, ob keine Reste davon in der Gebärmutter zurückgeblieben sind. Die Hebamme wird Ihre Gebärmutter massieren, damit die Blutung aufhört. Falls ein Dammschnitt gemacht wurde, wird der Schnitt jetzt vernäht. Dann wird Ihr Kind untersucht, gewogen, gemessen, in vorgewärmte Kleidung gesteckt.

Ihre Arbeit ist vorbei. Sie sollten jetzt eigentlich erschöpft sein, aber Sie und Ihr Mann sind so aufgeregt über Ihre Leistung. Sie werden noch eine Weile auf dem Entbindungstisch liegen bleiben. Dann bringt man Sie und Ihr Kind, wenn Sie »rooming-in« gewählt haben, auf Ihr Zimmer, und Sie haben die Gelegenheit, sich gegenseitig kennenzulernen.

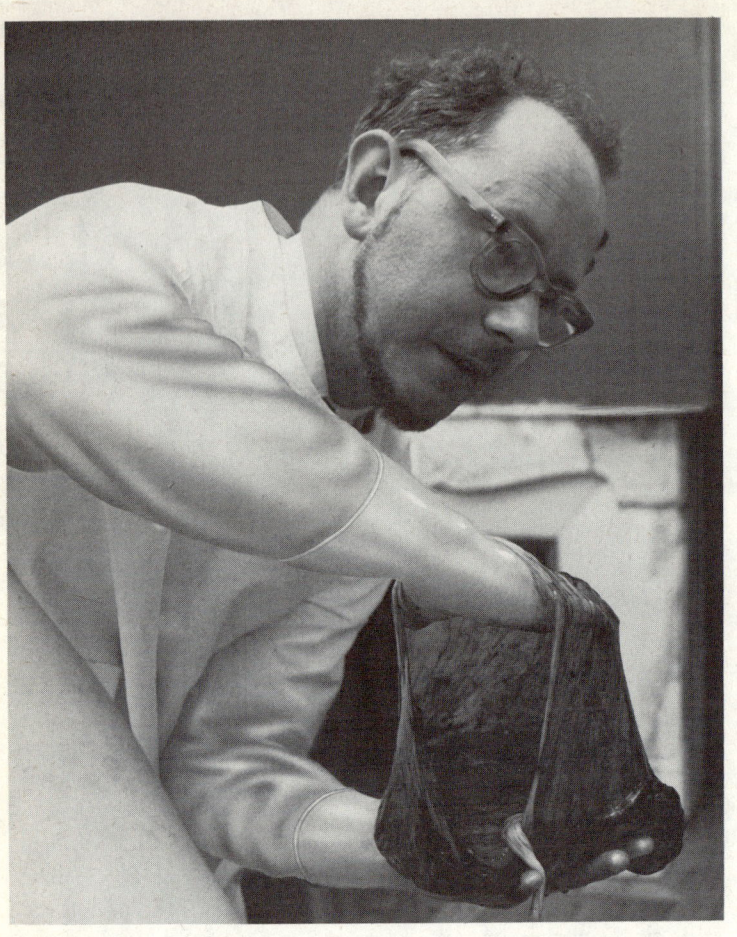

Untersuchung der Plazenta.

Die Rolle des Mannes

In dieser Phase wird Ihre Frau vor allem Ihre moralische Unterstützung brauchen. Wenn die Hebamme ihr sagt, daß sie beim Durchtritt des Kopfes aufhören soll zu pressen, helfen Sie ihr, sich zurücksinken zu lassen und zu hecheln. Auch Sie haben während der Geburtsarbeit schwer gearbeitet. Jetzt dürfen Sie die Früchte Ihrer Arbeit ernten, indem Sie an dem einmaligen Erlebnis der Geburt Ihres Kindes teilhaben.

In manchen Krankenhäusern ist die Anwesenheit des Ehemannes generell nicht erlaubt, doch wird ein »geschulter« Vater nach vorherigem Gespräch sicherlich eine Sondererlaubnis erhalten können.
Falls irgendwelche Komplikationen auftreten sollten, würde man Sie auf jeden Fall bitten, das Zimmer zu verlassen (z. B. bei einem Kaiserschnitt). Wenn dies geschehen sollte, erweisen Sie die größte Hilfe, indem Sie die Anweisungen des medizinischen Personals befolgen.

Wissenswertes auf einen Blick

1. Beginnen Sie mit der kontrollierten Atmung erst, wenn Sie sie unbedingt brauchen. Setzen Sie die jeweilige Atemmethode so lange wie möglich fort, bevor Sie zur nächsten Stufe übergehen. Jede weitere Stufe ist schwieriger und anstrengender.

2. Wechseln Sie während der Geburtsarbeit so oft wie möglich Ihre Position (Rückenlage, Seitenlage, Aufsitzen usw.).

3. Urinieren Sie häufig während des Anfangsstadiums. (Zurückgehaltener Urin kann während einer Kontraktion Schmerzen auslösen.)

4. Wenn Sie finden, daß die Kontraktionen zu schnell kommen oder stärker sind, als Sie verkraften können, dann bitten Sie um ein leichtes Beruhigungsmittel, das Ihnen die Möglichkeit gibt, sich zu entspannen und die Kontrolle zu behalten. Sie brauchen nicht die Heldin zu spielen.

5. Wenn Sie das Gefühl haben, daß Ihre Eröffnungs- oder Übergangsatmung unwirksam wird, hören Sie damit auf und versuchen Sie, einige Kontraktionen lang zur tief-langsamen Brustkorbatmung zurückzukehren. Wenn Sie dann die vorherige Atemmethode wieder aufgreifen, wird sie viel wirkungsvoller sein.

6. Bringen Sie süßsaure Bonbons mit, als Energiespender während der mühsamen Geburtsarbeit.

7. Ihr Mann sollte einen Happen zu essen mitbringen. Wenn die Geburtsarbeit lange dauert, wird er sicher hungrig werden.

8. Vergessen Sie eine Papiertüte mit Lippenpomade (Ihre Lippen werden trocken) und Talkpuder (für die Massage) nicht. Die Papiertüte können Sie auch bei Hyperventilation benutzen.

9. Bringen Sie ein Paar warme Socken mit, da man während der Geburtsarbeit oft kalte Füße bekommt.

10. Bringen Sie eine Stoppuhr oder eine Uhr mit Sekundenzeiger mit, um die Kontraktionen abzustoppen.

11. Bringen Sie Eiswürfel mit. Sie werden Ihnen helfen, falls Sie sich erbrechen müssen oder Ihr Mund ausgetrocknet ist.

12. Bringen Sie eine Wärmflasche mit. Bei Kreuzschmerzen kann Ihr Mann diese fest gegen den Rücken pressen.

Zusammenfassung –
Hochziehen des Gebärmutterhalses

Kontraktionen

Zweck: Auflockern und Hochziehen der Cervix.
Intensität: leicht.
Länge: 30–60 Sekunden.
Ruhepausen: 5–20 Minuten.
Dauer: unterschiedlich.

Wie fühlen Sie sich? aufgeregt – zuversichtlich.

Anzeichen: Immer wiederkehrende, stärker werdende
                   Kontraktionen. Abgehen des Schleimpfropfs
                   (mit Blut durchsetzte Schleimfäden). Blasen-
                   sprung oder Abgang von Fruchtwasser.

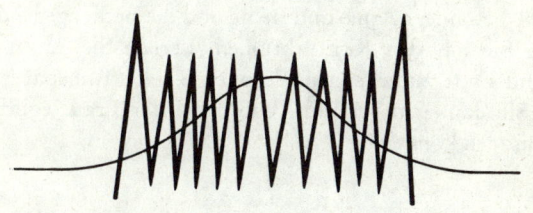

Die Rolle der Frau

Atmung. Entspannte tief-langsame Brustkorbatmung (beginnen Sie
erst, wenn es unbedingt erforderlich ist).

Entspannung. Bleiben Sie ganz entspannt (Arme, Beine, Beckenboden).

Fingerspitzen-Massage. Probieren Sie sie aus.

Position. Setzen Sie ruhig Ihre normale Tätigkeit fort, doch halten
Sie, falls nötig, zum bewußten Entspannen und Atmen während
einer Kontraktion ein.

Denken Sie daran: Jede Kontraktion ist der Mechanismus Ihres Körpers, durch den der Muttermund eröffnet und das Kind hinausgedrückt wird. In diesem Stadium sollten Sie jede Kontraktion analysieren, damit Sie sich an deren Verlauf gewöhnen. Ihre Uteruskontraktionen sind das auslösende Signal für Ihre Atem- und Entspannungstechniken.

Die Rolle des Mannes

Achten Sie darauf, daß Ihre Frau so ruhig wie möglich ist. Versichern Sie ihr, daß sie gelernt hat, mit den Kontraktionen fertigzuwerden.

Besorgen Sie ihr Kissen und legen Sie sie zurecht.

Helfen Sie ihr bei ihren Atemmustern.

Versuchen Sie die Fingerspitzen-Massage.

Geben Sie ihr Anweisungen, die verschiedenen Körperteile zu entspannen – besonders Arme und Beine und die Beckengegend.

Arbeiten Sie mit den Kontraktionen. Lernen Sie Anfang, Höhepunkt und Ende zu erkennen. Stoppen Sie die Ruhepausen ab und werden Sie damit so vertraut, daß Sie Ihrer Frau jeglichen Fortschritt ansagen können.

Zusammenfassung – Eröffnung der Cervix

Kontraktionen

Zweck:	Eröffnung der Cervix (0–7 cm).
Intensität:	stark und lang, schwerer zu bewältigen.
Länge:	60 Sekunden.
Ruhepausen:	1 bis 3 Minuten.
Dauer:	beim ersten Kind ca. 5 bis 9 Stunden, bei darauffolgenden Kindern ca. 2 bis 5 Stunden.

Wie fühlen Sie sich? Die Kontraktionen erfordern jetzt mehr Anstrengung. Sie sind sehr beschäftigt und wol-
len durch nichts mehr gestört werden. Gegen
Ende dieser Phase beginnen Sie möglicherweise zu zweifeln, daß Sie während der ganzen Geburt die Kontrolle behalten können.

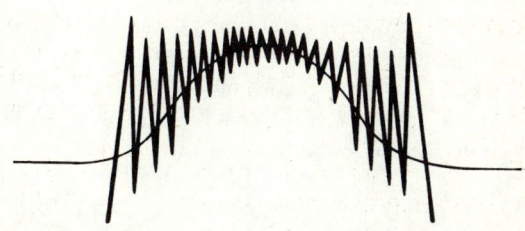

Die Rolle der Frau

Atmung. Erfrischungsatemzug, dann flach-adaptierte Brustkorbatmung, am Ende wieder ein Erfrischungsatemzug. Passen Sie die
Atmung der Intensität der Kontraktionen an. Atmen Sie nicht zu
schnell.

Entspannung. Entspannen Sie Ihren Körper ganz bewußt, besonders die Beckengegend und die Extremitäten.

Fingerspitzen-Massage. Besonders wirksam.

Position. Seitenlage oder Sitzstellung – Kopf und Rücken abge-
stützt, Kissen unter den Beinen. Denken Sie daran, oft Ihre Position
zu wechseln.

Denken Sie daran: Sie müssen jede Kontraktion »erwischen«, sobald
sie beginnt, und gewissenhaft mitarbeiten vom Anfang über den
Höhepunkt bis zum Ende. Halten Sie sie immer unter Kontrolle.

Die Rolle des Mannes

Überzeugen Sie sich davon, daß Ihre Frau bequem liegt.

Stoppen Sie die Dauer der Kontraktionen ab. Sagen Sie Ihrer Frau, wann die Kontraktion beginnt, wann sie ihren Höhepunkt erreichen und wann sie enden sollte.

Erinnern Sie sie daran, sich zu entspannen.

Führen Sie die Massage aus.

Wischen Sie ihr die Stirn mit einem kühlen Lappen ab.

Geben Sie ihr ein paar Eiswürfel, um Lippen und Rachen zu befeuchten.

Unterstützen und ermutigen Sie sie auf jede nur mögliche Weise.

Achten Sie darauf, daß die Hebamme ihr nach jeder Untersuchung sagt, wie weit der Muttermund geöffnet ist.

Zusammenfassung — Übergangsphase

Kontraktionen

Zweck:	Vollständige Eröffnung der Cervix. Die austreibenden Kräfte setzen ein.
Intensität:	extrem stark und unberechenbar; schwer zu kontrollieren.
Länge:	60 bis 90 Sekunden.
Ruhepausen:	1 Minute (sehr unregelmäßig).
Dauer:	20 bis 60 Minuten.
Wie fühlen Sie sich?	Verwirrt. Die Art der Kontraktion hat sich geändert. Drang zum Pressen oder ein verworrenes Gefühl tritt auf. Es ist schwierig, kontrolliert zu bleiben.

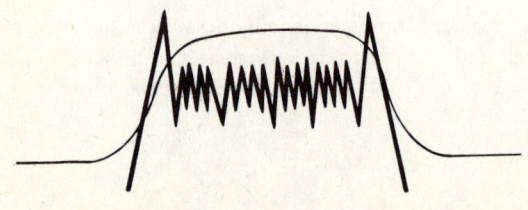

Die Rolle der Frau

Atmung. Kräftiges Ausblasen. Fangen Sie mit einem Erfrischungs-atemzug an, dann atmen Sie leicht viermal ein (zählen Sie im Geist 1, 2, 3, 4) und beim fünften Mal blasen Sie beim Ausatmen forciert aus, als ob Sie einen Löffel voll heißer Suppe abkühlen wollten. Setzen Sie diese Atemtechnik bis zum Ende der Kontraktion fort und hören Sie mit einem Erfrischungsatemzug auf.

Entspannung. Äußerst schwierig. Sie werden jetzt die größtmögliche Hilfe von Ihrem Mann brauchen.

Fingerspitzen-Massage. Besonders wirksam.

Position. Dieselbe wie für die Eröffnungsphase.

Denken Sie daran: Dies ist die schwierigste Phase. Wir können dies nicht oft genug betonen. Glücklicherweise ist dies auch die kürzeste Phase. Die Übergangsphase ist Ihr Signal, daß Sie bald pressen werden, um Ihr Kind zur Welt zu bringen.

Die Rolle des Mannes

Stoppen Sie die Kontraktionen ab und beobachten Sie deren Ver-lauf: Beginn, Höhepunkt und Ende.
Helfen Sie Ihrer Frau, sich zu entspannen.
Führen Sie die Effleurage oder Kreuzmassage aus.
Ihre Frau braucht in dieser Phase Ihre Ermutigung und größt-mögliche Unterstützung.
Sorgen Sie auch weiterhin dafür, daß Ihre Frau sich so wohl wie möglich fühlt.
Helfen Sie ihr, sich zwischen den Kontraktionen auszuruhen.
Sorgen Sie dafür, daß Ihre Frau jede Kontraktion »erwischt«, so-bald sie beginnt.

Zusammenfassung – Austreibungsphase

Kontraktionen
Zweck: Austreibung des Babys.
Intensität: so stark wie während der Eröffnungsphase.
Länge: ungefähr 60 Sekunden.
Ruhepausen: 1 bis 3 Minuten.
Dauer: unterschiedlich – beim ersten Baby länger.

Wie fühlen Sie sich? Aufgeregt, erfreut. Dies ist die aktive Phase
(Pressen). Begeistert, die Geburt des eigenen
Kindes mit anzusehen.

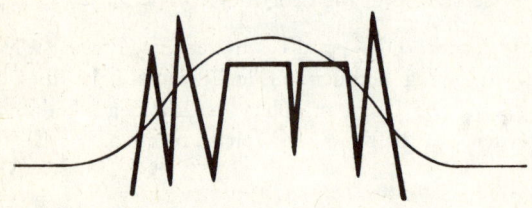

Die Rolle der Frau

Atmung. Wenn der Arzt sagt, daß Sie pressen sollen, atmen Sie ein, aus, ein, aus, dann ein und drücken Sie mit Ihren Bauchmuskeln mit aller Kraft nach unten. Drücken Sie aus der Scheide hinaus. Wenn Sie nicht mehr können, atmen Sie schnell aus und rasch wieder ein, um die Lungen wieder mit Luft zu füllen, und drücken nach unten, bis die Kontraktion vorbei ist.
Wenn der Kopf des Kindes durchtritt, pressen Sie, bis die Hebamme sagt, daß Sie aufhören sollen. Lassen Sie sich zurücksinken und hecheln Sie.

Entspannung. Bleiben Sie so entspannt wie möglich, achten Sie besonders auf Füße, Beine und Beckenboden.

Position. Wenn der Arzt oder die Hebamme sagt, daß Sie pressen sollen, heben Sie Ihre Schultern hoch, ergreifen die Griffe der Beinhalter (oder fassen sich in die Kniekehlen), Kopf nach vorne,

Ellbogen nach außen und Augen auf. Vergewissern Sie sich, daß Sie in den Spiegel schauen können. Wenn nicht, bitten Sie die Hebamme, ihn zurechtzurücken.

Die Rolle des Mannes

Erinnern Sie Ihre Frau daran, entspannt zu bleiben.
Weisen Sie nochmals auf die Bauchmuskeln hin, die sie während des Pressens benutzen muß.
Stützen Sie ihre Schultern während des Pressens.
Helfen Sie ihr, sich zwischen den Kontraktionen so gut wie möglich auszuruhen und neue Kräfte zu sammeln.
Wenn die Hebamme »Stop!« sagt, helfen Sie ihr, sich zurücksinken zu lassen und zu hecheln.

Eine Lamaze-Geburt

Anne und Milton haben am Lamaze-Unterricht teilgenommen. Sie haben zu Hause Entspannungs- und Atmungstechniken immer wieder geübt. Milton beherrscht die Effleurage. Auch mit dem Geburtsvorgang sind die beiden vertraut. Sie haben die Geburt selbst oft geprobt. Sorgsam hat Anne den Krankenhausaufenthalt vorbereitet. Beide blicken der Geburt mit Freude entgegen. Endlich ist es soweit.

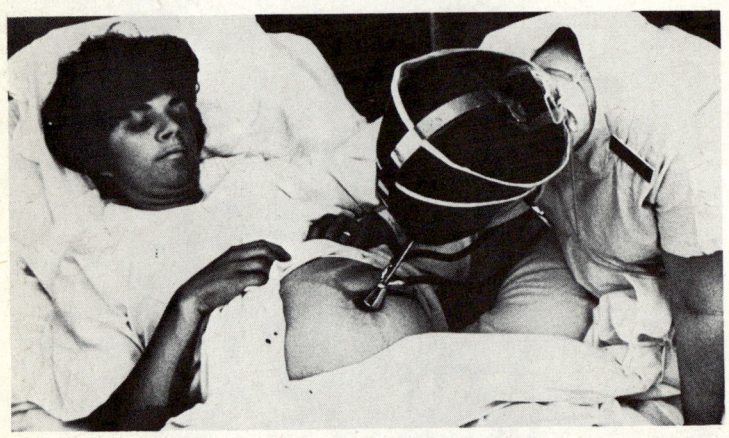

0.00 Uhr Fünf Stunden nach Beginn der Geburtsarbeit kommt Anne ins Krankenhaus. Der Herzschlag des Kindes wird überprüft. Die Untersuchung zeigt, daß die Cervix vollständig hochgezogen und ungefähr 2 cm eröffnet ist.

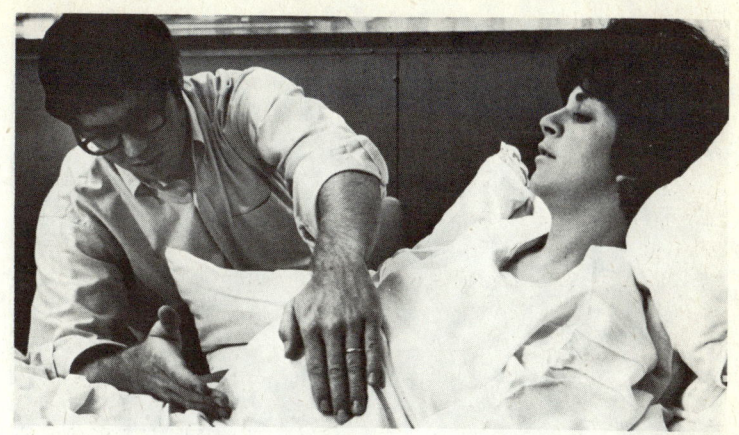

0.30 Uhr Beginn der Eröffnungsphase. Mit Einsetzen jeder Kontraktion beginnt Anne die tief-langsame Brustkorbatmung.
Milton führt die Effleurage aus und überprüft, ob Hände
und Füße entspannt sind.

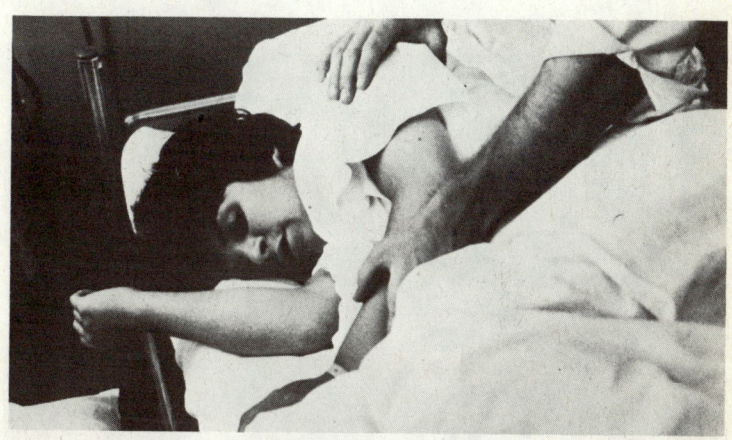

2.00 Uhr Der Muttermund ist 5 cm eröffnet! Die Fruchtblase ist gesprengt worden und die Kontraktionen sind stark. Anne
benutzt die flach-adaptierte Brustkorbatmung. Milton
überprüft, ob sie entspannt ist und massiert ihr Kreuz.

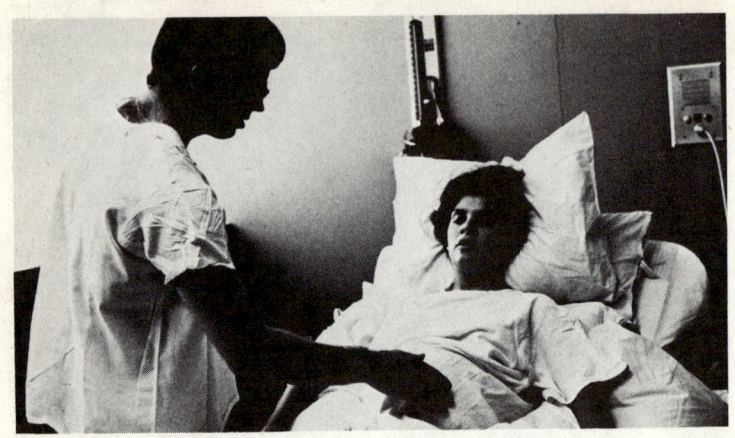

3.45 Uhr Übergangsphase. Anne fühlt einen gewaltigen Druck auf
dem Beckenboden. Sie benutzt die Übergangs-Atemtech-
nik, um dem Drang zu pressen entgegenzuwirken. Milton,
in einen weißen Kittel gekleidet, unterstützt Anne körperlich und moralisch.

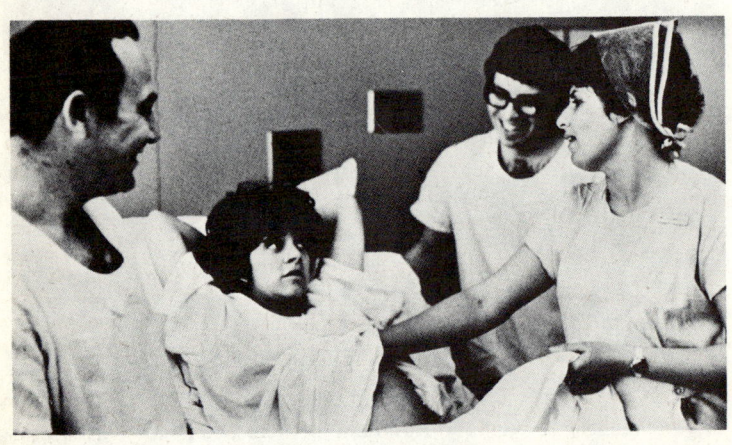

4.15 Uhr Die Ärztin hat Anne untersucht und befunden, daß der
Muttermund vollständig eröffnet ist. Jetzt ist es soweit!

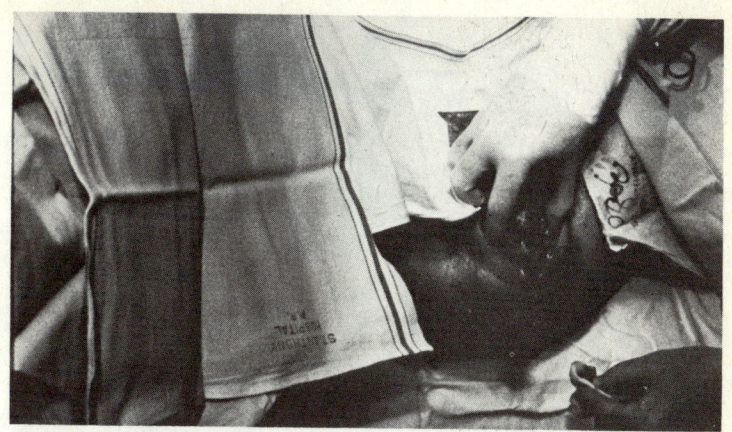

4.40 Uhr Die Ärztin gibt Anne die Anweisung zu pressen. Milton stützt Annes Schulter und ermuntert sie, fest mitzupressen. Mit jedem Druck wird mehr und mehr von dem Kopf des Babys in der Vulva sichtbar.

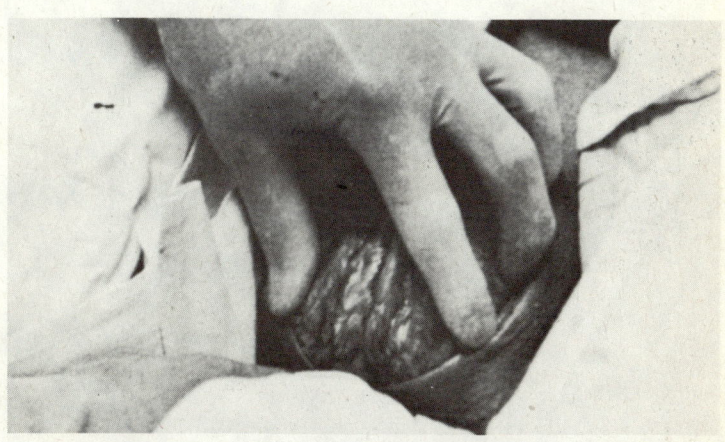

4.45 Uhr Anne preßt bei jeder Kontraktion mit. Als der Kopf des Kindes durchtritt, sagt ihr die Ärztin, daß sie aufhören soll zu pressen. Anne sinkt zurück und beginnt zu hecheln.

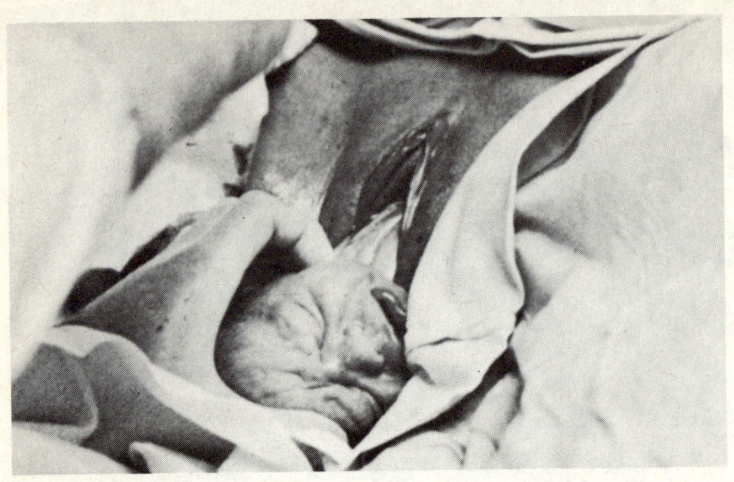

4.50 Uhr Die Hebamme »entwickelt« den Kopf des Kindes, und Annes schwierigste Aufgabe ist vorbei.

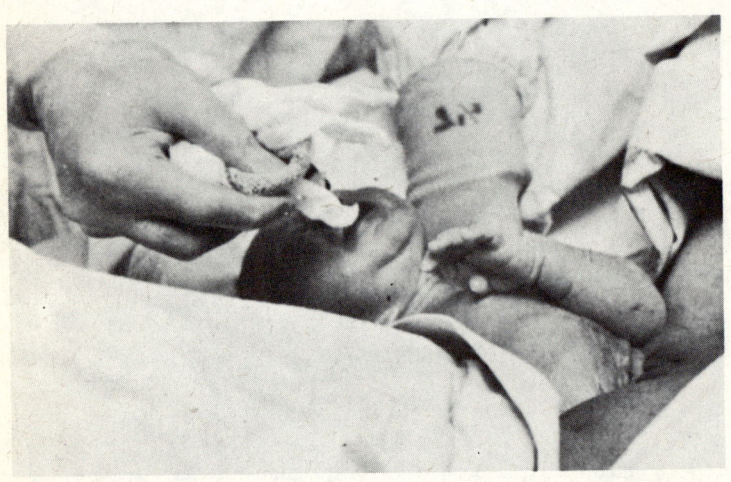

4.55 Uhr Noch bevor das Kind ganz geboren ist, saugt die Hebamme den Schleim aus Mund und Nase.

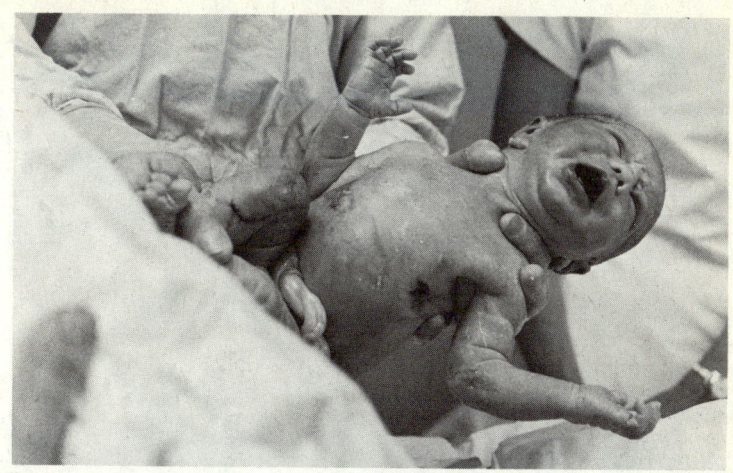

5.00 Uhr Der Körper des Kindes gleitet ohne Anstrengung aus dem Geburtskanal: Ein 3500 g schwerer Junge.

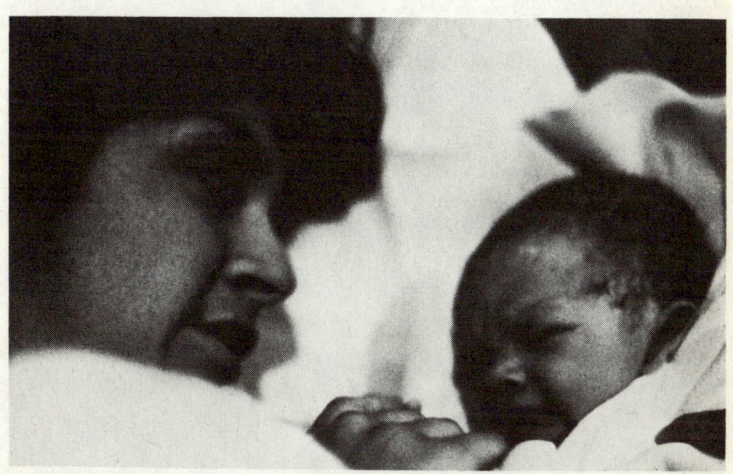

5.10 Uhr Anne nimmt ihren Sohn glücklich in die Arme: Ein gesundes, niedliches Baby.

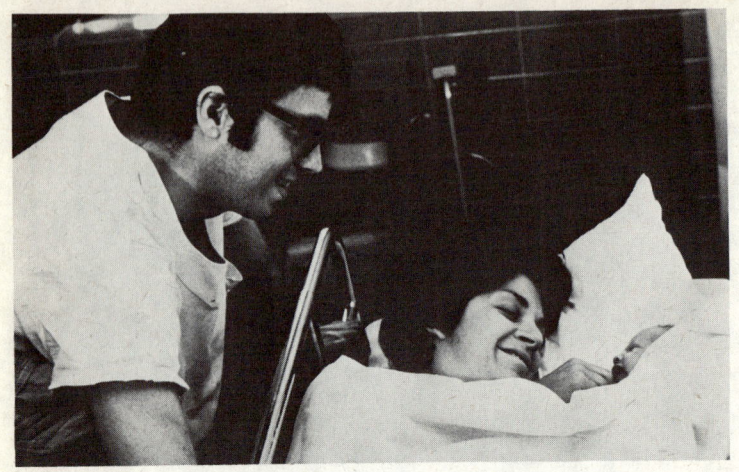

6.00 Uhr Im Überwachungsraum bewundern Anne und Milton ihren Sohn.

Wenn die Geburtsarbeit nicht »normal« verläuft

Bis jetzt haben wir immer die »normale« Geburtsarbeit und Entbindung beschrieben. Ein »normalgroßes« Baby, das »normal« liegt, tritt durch ein »normales« Becken und braucht dazu die »normale« Zeit. Das Training, das Sie erhalten haben, wird Ihnen sehr helfen, Geburtsarbeit und Entbindung gut erträglich und durchaus kontrollierbar zu gestalten.

Aber vielleicht gehören Sie zur Minderheit – Ihr Kind ist größer als der Beckenausgang oder es liegt ungewöhnlich oder die Geburtsarbeit dauert aus irgendeinem Grund sehr lange. Dann heißt es, den Tatsachen ins Auge sehen und sich auf eine schwere Geburtsarbeit und Entbindung gefaßt machen.

»Nun«, werden Sie sich fragen, »was wird mir mein Training nützen, wenn irgendeines dieser Probleme auftaucht?« Selbst das beste Training der Welt wird natürlich anatomische oder geburtshilfetechnische Probleme nicht beseitigen können. Es wird auch nicht Ihr Kind in die richtige Lage drehen oder Komplikationen aus der Welt schaffen. Dank Ihrer Ausbildung wird jedoch selbst eine schwierige Geburtsarbeit zu einem angenehmen und kontrollierbaren Erlebnis.

Wenn Sie den Mechanismus der Geburtsarbeit und Entbindung verstehen, können Sie viel besser mit dem Arzt und der Hebamme zusammenarbeiten, falls ein Problem auftaucht. Bei einer langen Geburtsarbeit werden Sie froh sein, sich so gut entspannen zu können. Dadurch sparen Sie Energie, die Sie so nötig brauchen.

Regelwidrige Lagen

Eine regelwidrige Lage ist einer der häufigsten Gründe für Kreuzschmerzen während der Geburtsarbeit. In der Normallage, der regelrechten Hinterhauptslage, kommt das weiche Gesicht gegen das Steißbein zu liegen, und das Hinterhaupt drückt gegen das Schambein. Das weiche Gesicht gibt unter dem Druck des Steißbeins nach. Wenn sich jedoch das Gesicht zum Schambein hin dreht, drückt der harte Hinterkopf des Kindes gegen das Steißbein, und dies verursacht Beschwerden in Ihrem Kreuz. Eine andere Ursache für Kreuzschmerzen kann auch eine Beckenendlage (oder Steißlage) sein. Drei

Maßnahmen können Ihnen Erleichterung bringen: Änderung der Position, Wärme oder Kälte und Massage.

Position. Bei Rückenbeschwerden ist es Grundregel, das Gewicht und den Druck der Gebärmutter von Rückgrat und Beckengegend fernzuhalten. Die Seitenlage, mit Kissen unter Kopf, Gebärmutter und Oberschenkel, ist gewöhnlich die beste Position. Dabei ruht das Gewicht der Gebärmutter auf dem Bett. Sie können auch die »Knie-Liege-Position« ausprobieren: Sie befinden sich in einer knienden Stellung, während Ellbogen und Brustkorb auf dem Bett ruhen.

Temperatur. Versuchen Sie beides: Wärme und Kälte. Legen Sie sich auf eine Wärmflasche oder ein Heizkissen. Legen Sie einen heißen Waschlappen in das Kreuz oder probieren Sie es mit einer Eispakkung oder einem kalten Waschlappen.

Massage. Eine kräftige Massage, tief unten am Steißbein beginnend und zum Kreuz hinführend, ist sehr wirksam. Je massiver der Druck, desto mehr Erleichterung verschafft er.

Vakuumextraktion oder Zangenentbindung

Wenn das Kind aus irgendeinem in der Gesundheit und Sicherheit von Mutter oder Kind liegendem Grund schnellstens entbunden werden muß, zum Beispiel wenn die kindlichen Herztöne schwach werden, oder wenn die Mutter nach einer langen Geburtsarbeit zu erschöpft ist, um noch wirkungsvoll pressen zu können, wird der Arzt das Kind durch eine Vakuumextraktion entbinden. Dabei wird eine Saugglocke auf das Hinterhaupt des Kindes gelegt, durch Unterdruck befestigt, und das Kind wird dann herausgezogen.

Manche Ärzte ziehen eine Zangenentbindung vor. Die Zange ist ein aus zwei ineinanderhakenden Löffeln bestehendes Instrument. Der Arzt wird vorsichtig erst einen, dann den anderen Löffel um den Kopf des Kindes legen und es so herausziehen.

Bei beiden Eingriffen wird der Beckenboden örtlich betäubt.

Kaiserschnitt

Indikationen für einen Kaiserschnitt können Mißbildungen des Bekkens, eine vorgelagerte Placenta, eine komplizierte Lage des Kindes oder zum Beispiel auch eine Herzkrankheit der Mutter sein. Vor Jahren war ein Kaiserschnitt wegen der Infektionsgefahr gefürchtet. Heute ist es eine ganz normale Operation.

Einleitung der Geburt

Wenn sich Ihre Schwangerschaft zu lange über den vorausgesagten Termin hinauszögert, wird der Arzt vielleicht die Geburt einleiten wollen. Es gibt mehrere Methoden, dies zu tun. Bei einer eingeleiteten Geburt müssen Sie darauf gefaßt sein, daß die Kontraktionen stärker und schwieriger zu meistern sind. Auch bei Verwendung eines sogenannten Wehentropfs müssen Sie mit sehr viel intensiveren Kontraktionen rechnen.

Wir haben hier die am häufigsten auftretenden Komplikationen beschrieben. Wenn Sie Fragen haben, dann zögern Sie nicht, diese mit Ihrem Arzt zu besprechen.

Andere Probleme, die während Geburt und Entbindung auftreten können

Hyperventilation

Wenn eine Frau zu schnell atmet, kann es vorkommen, daß Sauerstoff und Kohlendioxid in ihrem Körper nicht mehr das Gleichgewicht halten. Wenn Sie ein Kribbeln in Händen, Füßen oder Nasenspitze verspüren und sich leicht schwindlig fühlen, so sind das Anzeichen von Hyperventilation. Halten Sie sofort den Atem an – die Natur wird das Gleichgewicht schon wieder herstellen – oder atmen Sie in die kleine Papiertüte, die Sie mitgebracht haben. So nehmen Sie dann Ihr eigenes Kohlendioxid wieder auf.

Übelkeit und Erbrechen

Da die Verdauung aufhört, sobald die Geburtsarbeit begonnen hat, ist es ratsam, dann nichs mehr zu essen. Wenn Sie erbrechen müssen, ist es angenehm, anschließend Eiswürfel im Munde zergehen zu lassen.

Zittern

Zittern ist eine ganz normale Erscheinung. Atmen Sie tief ein und halten Sie fünf Sekunden lang den Atem an. Atmen Sie so langsam wie möglich aus. Wiederholen Sie dies mehrere Male.

Beinkrämpfe

Massieren Sie nicht das Bein. Bitten Sie Ihren Mann, ganz leicht an der Stelle auf- und abzureiben. Oder Ihr Mann soll Ihre Ferse in eine Hand nehmen, während er mit der anderen Handfläche gegen den Fußballen drückt.

Gebärmutterkrämpfe nach der Geburt

Nach der Geburt wird die Hebamme Ihre Gebärmutter massieren, um ihre Normalisierung zu beschleunigen; dies kann recht unangenehm sein. Ihre Gebärmutter wird sich noch eine Zeitlang weiterhin zusammenziehen. Bei Erstgeburten sind diese Kontraktionen gewöhnlich nicht schmerzhaft. Bei nachfolgenden Geburten jedoch ist der Muskeltonus des Uterus meistens nicht mehr so gut, und viele Frauen fühlen diese Kontraktionen sehr intensiv. Versuchen Sie die flache Brustkorbatmung.

Dammschnittnaht

Noch einige Tage nach der Geburt fühlt sich die Dammschnittnaht (Episiotomie) oft recht unangenehm an. Sitzbäder und Wärme helfen dagegen. Der Arzt kann Ihnen auch ein entsprechendes Medikament verschreiben.

»Wochenbettdepressionen«

Ob chemisch, emotional oder physisch bedingt – sie kommen bei fast allen Frauen vor. Sie freuen sich über Ihr Baby, sind verliebt in Ihren Mann, und alles ist bestens – und doch kommen schon beim geringsten Anlaß die Tränen und Sie fühlen sich grundlos unglücklich. Vielleicht hilft es Ihnen zu wissen, daß diese Depressionen ganz normal sind und auch bald vorübergehen.

8. Geburtsberichte

Ein erstes Baby

(Sarah Cornell)

Als ich merkte, daß ich schwanger war, rief ich einige meiner Bekannten an und erkundigte mich, ob sie mir einen Gynäkologen empfehlen könnten. Eine meiner Freundinnen war mit einem Assistenzarzt verheiratet und eine andere arbeitete als medizinisch-technische Assistentin. Beide empfahlen mir denselben Arzt, und so rief ich ihn an und ließ mir einen Termin geben. Nach einer ersten gründlichen Untersuchung bat mich der Arzt zu einem Gespräch in sein Sprechzimmer. Eine der vielen Fragen, die er mir stellte, war, ob ich jemals von der Lamaze-Geburtsmethode gehört hätte. Das hatte ich nicht. Er beschrieb mir diese Methode ganz kurz, und ich war recht interessiert daran. Zu Hause unterhielt ich mich mit meinem Mann darüber, und wir beschlossen, uns für den Lamaze-Unterricht einzuschreiben. Ab dem siebten Monat meiner Schwangerschaft nahmen wir an den Kursen teil. Der Unterricht war sehr informativ. Wir erfuhren nicht nur Einzelheiten über die Lamaze-Methode, sondern über die Geburt im allgemeinen. Ich hatte vorher wenig darüber gewußt. Dann lernten wir die Grundlagen der Methode, Entspannungs- und Atemtechniken, kennen. Diese Techniken übte ich regelmäßig im Verlauf des nächsten Monats. Mein Mann, Thomas, übte fleißig mit mir.

Zu dem Kursus kamen auch Frauen, die mit Hilfe der Lamaze-Methode schon Kinder zur Welt gebracht hatten, und sie erzählten von ihren eigenen Erfahrungen. Obwohl keine behauptete, eine leichte Aufgabe hinter sich zu haben, sagten doch alle, daß dank der Lamaze-Methode die Geburt zu einem sehr schönen Erlebnis geworden sei. Alle Frauen konnten während der ganzen Geburtsarbeit und Entbindung die Kontrolle behalten. Aber selbst diese Erlebnisberichte konnten meine Skepsis bezüglich meiner eigenen Reaktion nicht ausräumen.

Die Zeit der Entbindung rückte näher. Der Arzt hatte mich daran erinnert, daß das erste Baby oft mit Verspätung komme. So hatten wir uns ganz darauf eingestellt, daß auch unseres sich Zeit lassen würde. Am Mittwoch, dem 8. Mai, schien ich tröpfchenweise Fruchtwasser zu verlieren, doch dann dachte ich, es sei nur eine leichte Blasenerkältung. Samstag hatte ich einen Termin beim Arzt, und ich wollte ihm darüber berichten.

Donnerstags fühlte ich mich prima – so wie während der ganzen Schwangerschaft. Thomas und ich beschlossen, eine gemütliche Spazierfahrt in die Berge zu unternehmen. Das taten wir auch, und es machte Spaß.

Freitagnacht um 1.30 Uhr wachte ich mit Bauchschmerzen auf. Ich ging zur Toilette und merkte, daß ich leichte Kontraktionen hatte, nichts Aufregendes jedoch. Sie waren nicht stark und lagen zehn Minuten auseinander. Ich ging zurück ins Bett, aber die Bauchschmerzen, begleitet von Durchfall, hielten an. Um 2.30 Uhr weckte ich meinen Mann. Wir kamen zu dem Schluß, daß ich wahrscheinlich Braxton-Hicks-Kontraktionen hatte; und außerdem wollte ich den Arzt nicht so früh am Morgen anrufen. Um 5 Uhr morgens fingen wir an, die Kontraktionen mit einer Stoppuhr zu messen, sie waren inzwischen regelmäßiger geworden und lagen etwa 5 Minuten auseinander. Zu dem Zeitpunkt begann ich, die tief-langsame Brustkorbatmung einzusetzen. Gegen 6.30 Uhr erfolgten die Kontraktionen im Abstand von nur noch 2 Minuten. Wir riefen den Arzt an, und er meinte, wir sollten uns jetzt auf den Weg ins Krankenhaus machen. Um 7 Uhr kamen wir dort an. Jetzt begann ich die Eröffnungsatmung. Ich wurde ins Vorbereitungszimmer gebracht, und mein Mann meldete mich währenddessen an. Mein Muttermund war 2 cm eröffnet. Dann wurde ich in den Kreißsaal gebracht, wo mein Mann mich bereits im weißen Kittel erwartete. Die Zeit verging eigentlich sehr schnell, wir waren ja auch sehr beschäftigt. Wir warteten auf jede Kontraktion. Thomas sagte mir, wann sie etwa beginnen sollte, ich machte meine Atemübungen, und Thomas führte die Effleurage aus. Er sagte mir auch, wann ich den Höhepunkt und das Ende der Kontraktion erwarten konnte. Durch diese Information schienen die Kontraktionen schneller zu vergehen. Um 9.30 Uhr kam der Arzt herein, um mich zu untersuchen und teilte mir mit, daß ich meine Sache gut mache und die Kontraktionen recht stark seien. Mein Muttermund hatte sich jetzt 4 cm weit gedehnt. Er beschloß, mir eine Paracervikal-Injektion zu geben, um

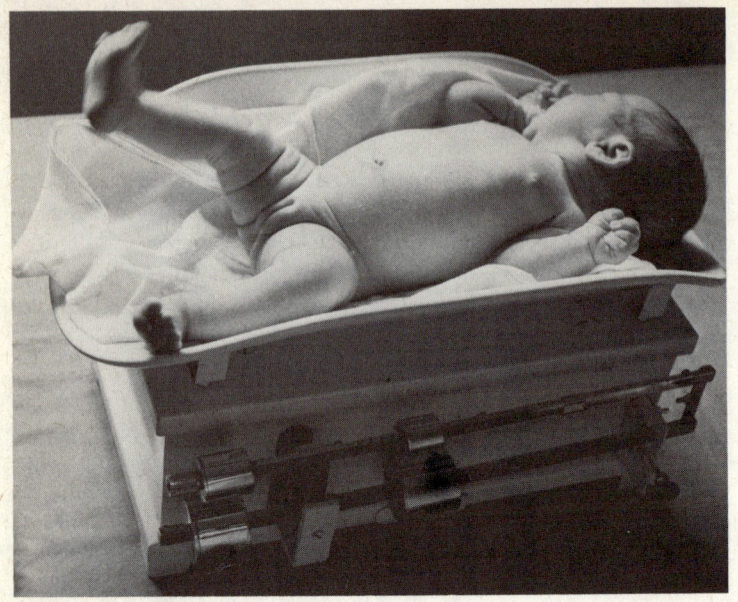

Das Baby wird gewogen.

mir die Entspannung zu erleichtern und mir zu etwas Ruhe zu verhelfen. Leider hatte die Injektion bei mir gar keinen Effekt. Doch behielt ich trotzdem die Kontrolle und konnte meine Atemübung fortsetzen. Nun hatte ich nicht nur mit den Kontraktionen zu kämpfen, sondern auch mit Schluckauf. Thomas ermutigte und tröstete mich. Er gab mir zwischen den Kontraktionen Eiswürfel und legte einen kühlen Waschlappen auf meine Stirn.

Bald verspürte ich den Drang zum Pressen. Sofort begann ich mit der Übergangsatmung. Die Untersuchung zeigte, daß die Cervix jetzt vollständig eröffnet war. Schon bei der nächsten Kontraktion durfte ich mitpressen.

Die Geburt des Kindes war der leichteste Teil. Ich brauchte nur viermal zu pressen, und unser kleines Töchterchen war da. Kristin Ann wurde um 11.47 Uhr geboren und wog 3250 g. Uns hat diese Geburt, die ein sehr beglückendes Erlebnis war, das Wunder der Schöpfung ganz eindrücklich gezeigt.

Ich kann meine Gefühle nicht sehr gut in Worte fassen. Ich kann nur sagen, daß das Zur-Welt-Bringen eines Kindes so viel leichter ist, als ich es je geglaubt hätte. Unser Kind wurde mit Hilfe der Lamaze-Methode geboren, und ich freue mich schon darauf, unser nächstes Kind auf die gleiche Weise zu gebären. Die Atemübungen helfen wirklich; doch ist vorheriges regelmäßiges Üben sehr wichtig.

Ohne die Hilfe meines Mannes wäre es mir nie möglich gewesen, mit der Situation so gut fertig zu werden, wie das der Fall war. Ehemänner spielen wirklich eine wichtige Rolle bei dieser Art der Geburt.

Ein zweites Baby

(CAROLYN PHIPPS)

Ich bin Mutter von zwei Kindern. Als unsere Tochter 1964 geboren wurde, bekam ich eine Narkose und schlief während des größten Teils der Geburtsarbeit. Die kurze Zeit, in der ich bei Bewußtsein war, an die ich mich also noch erinnere, erscheint mir wie ein Alptraum. Ich hatte nicht nur wahnsinnige Angst, es schien auch, daß die Betäubungsmittel mich und das Kind krank gemacht hatten. Jedes Mal, wenn das Baby mir zum Füttern gebracht wurde, erbrach es sich. Deshalb war ich fest entschlossen, mein nächstes Kind bei vollem Bewußtsein zur Welt zu bringen. Solch eine Entbindung wollte ich nicht nochmals durchmachen.

Als das nächste Kind unterwegs war, begann ich mich unter meinen Bekannten umzuhören, welche Art von Narkose sie bei der Geburt ihres Kindes bekommen hatten. Zwei davon berichteten mir mit Vergnügen von ihrer Geburt. Ihre Kinder waren mit Hilfe der Lamaze-Methode zur Welt gekommen. Je mehr ich über diese Methode hörte, desto größer wurde mein Interesse. Ich wollte mein Baby gern auf diese Art haben. Ich fand einen Arzt, der nach dieser Methode entband, und ich schrieb mich in den Kursus ein.

Mein Mann war sehr erfreut, daß auch er aktiv teilhaben sollte. Er hatte sich irgendwie betrogen gefühlt, weil er bei der Geburt unserer Tochter nicht hatte bei mir sein dürfen.

In dem Unterricht lernten wir, auch an Hand von Bildern, was mit einer Frau während der Schwangerschaft und Entbindung geschieht. Wir sahen Filme über Geburten – eine davon eine Lamaze-Geburt. Es wurden uns die Atemtechniken beigebracht, die wir für die vier verschiedenen Stufen der Geburtsarbeit verwenden würden, und wir erhielten Informationsblätter, die die Merkmale der vier verschiedenen Phasen und die Rollen von Mann und Frau während jeder dieser Stufen beschrieben. Die Dozentin zeigte den Ehemännern, wie sie ihren Frauen helfen konnten, sich während der Geburtsarbeit zu entspannen. Sie empfahl, die Übungen zwei- oder dreimal täglich zu wiederholen, um auf die Geburtsarbeit vorbereitet zu sein. Ich übte, wenn mein Mann zu Hause war. Der Arzt hatte ihm versprochen, daß er bei der Entbindung dabei sein dürfe, und deshalb war es wichtig, zusammen zu proben.

Während des letzten Schwangerschaftsmonats hatte ich öfters Braxton-Hicks-Kontraktionen, also sogenannte Vorwehen. Eine Woche bevor das Baby geboren wurde, waren sie so stark, daß ich den Arzt aufsuchte. Er untersuchte mich und sagte mir, daß der Gebärmutterhals schon etwas hochgezogen sei, aber daß es sicherlich noch eine Weile dauern würde bis zur Geburt. Die Kontraktionen traten auch während der ganzen nächsten Woche auf. Am Abend des 6. März war ich sehr unruhig. Ich konnte nicht schlafen, und die Kontraktionen waren stärker als gewöhnlich, wenn auch nicht regelmäßig. Am nächsten Morgen ging etwas Blut ab. Ich rief meinen Arzt an und bat um einen Termin für den Nachmittag.

Die Kontraktionen dauerten an, aber sie kamen immer noch nicht regelmäßig. Gegen Mittag fing ich mit der tief-langsamen Brustkorbatmung an. Als ich um 16 Uhr in die Arztpraxis kam, untersuchte der Arzt mich und stellte fest, daß die Cervix bereits 3 cm eröffnet war. Er sagte mir, ich solle nach Hause gehen und ihn anrufen, wenn die Kontraktionen regelmäßig auftreten würden. Um 18.15 Uhr begannen die Kontraktionen stärker und regelmäßig zu werden. Ich benutzte immer noch die tiefe Brustkorbatmung.

Um 19 Uhr kamen die Kontraktionen in Abständen von drei Minuten. Wir riefen den Arzt an und machten uns auf den Weg ins Krankenhaus. Ich war schon vorangemeldet und konnte deshalb gleich hoch zur Entbindungsstation gehen. Ich zog mich um und wurde von der diensthabenden Hebamme untersucht. Als der Arzt ankam, sagte sie ihm, daß die Geburtsarbeit eingesetzt habe. Meine

Schamhaare wurden teilweise entfernt, und ich bekam einen Einlauf. Die Kontraktionen waren inzwischen recht stark geworden, und ich mußte mich intensiver auf Atmung und Entspannung konzentrieren. Nun wechselte ich zur flach-adaptierten Atmung über. Mein Mann ermunterte mich immer wieder und half mir bei den Atemmustern. Die Rückenlage wurde mir unbequem, und so legte ich mich auf die Seite, was ich als angenehmer empfand. Die Hebamme hatte vorher schon Lamaze-Geburten geleitet und war eine große Hilfe. Sie und mein Mann sprachen mir immer wieder Mut zu und achteten darauf, daß ich entspannt blieb. Die Entspannung fiel mir zu diesem Zeitpunkt schon recht schwer. Mir wurde deshalb ein bißchen bange, und ich erhielt eine Injektion, die mir das Entspannen leichter machte. Zwischen den Kontraktionen schlummerte ich ein und ohne meinen Mann hätte ich sicherlich die Kontrolle verloren. Er stoppte meine Kontraktionen mit der Uhr ab und weckte mich, bevor eine Kontraktion begann. So wurde ich nicht überrumpelt. Plötzlich wurden die Kontraktionen sehr viel intensiver. Ich wurde hellwach. Ich begann, ein bißchen zu schnell zu atmen und hyperventilierte, aber mit Hilfe der Hebamme war dieses Problem schnell beseitigt.

Ich fing nun wirklich an zu bezweifeln, ob ich die Kontraktionen weiterhin meistern könne. Mein Mann ermunterte mich fortwährend, und als die Hebamme mir sagte, daß der Muttermund schon 7 cm geöffnet sei, hatte ich plötzlich wieder neuen Mut und konzentrierte mich noch stärker auf das Atmen und Entspannen.

Plötzlich verspürte ich einen enormen Drang zu pressen. Ich sagte es der Hebamme, und sofort begann ein reges Hin und Her. Alle wurden ganz aufgeregt – alle, außer mir. Ich war viel zu beschäftigt mit Atmen und Ausblasen!

Der Arzt kam herein, untersuchte mich, gab mir eine Lokalanästhesie und sagte der Hebamme, sie solle mich ins Entbindungszimmer rollen. Dort kam ich auf den Entbindungstisch, und meine Beine wurden über die Beinhalter gelegt. Die örtliche Betäubung unterband jegliche Schmerzempfindung, ohne jedoch den Preßdrang zu beseitigen. Ich mußte mich wirklich konzentrieren, damit ich nicht vorzeitig zu pressen begann. Als der Arzt mir sagte, daß ich jetzt pressen dürfe, atmete ich ein, aus, ein, aus, ein, und dann preßte ich. Die Hebamme sagte, ich solle mich zurücksinken lassen und mich entspannen und dann nochmals pressen. Ich schaute in den Spiegel über dem Tisch, und als ich zum zweiten Mal preßte, sah ich schon den Kopf »einschneiden«. Der Arzt bat mich, mich nochmals zurückzulegen. Das tat ich auch und begann zu hecheln. Mein Mann stützte meinen Rücken, während ich noch einmal fest preßte, und da war auch schon der Kopf geboren – und ganz überraschend glitt dann auch der Rest des kleinen Körpers heraus – unser Sohn war da. Als die Hebamme seinen Mund und seine Nase auswischte, fing er kräftig an zu brüllen.Während die Hebamme sich um das Kind kümmerte, bat mich der Arzt, noch einmal zu pressen, und schon kam die Placenta zutage. Ich legte mich zurück auf die Kissen.

Was mich betraf, so empfand ich, daß meine Arbeit getan war. Ich wollte mein Kind in den Arm nehmen. Ich hielt es einen Moment lang, dann gab die Hebamme es meinem Mann. Carl lächelte und fragte, ob ich wissen wolle, wann es geboren sei. Ich bejahte und er sagte: »Um 9.15 Uhr, und ich bin froh, daß Du nicht die Kontrolle verloren hast. Ich hätte dies um nichts in der Welt verpassen wollen.«

Es war schön, mein Kind ohne Angst zur Welt zu bringen.

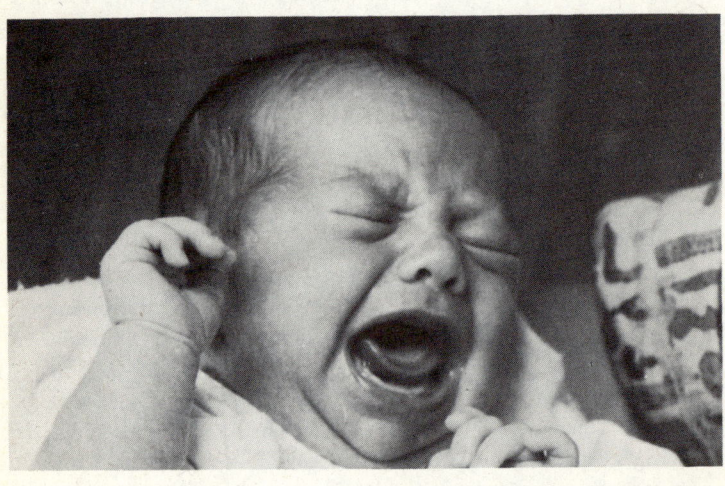

Ein Kaiserschnitt

(Susan Armitage)

Zwei Wochen nach dem vorausberechneten Termin konfrontierte mein Arzt mich mit der Vermutung, daß mein Kind sich wohl noch einige Wochen Zeit lassen würde. Ich glaubte ihm nicht, und vier Tage später wurde meine Vorahnung bestätigt. Um 1 Uhr nachts erwachte ich mit Krämpfen in den Beinen und im Unterleib. Mir war auch leicht übel, und ich schied eine bräunlich-rote Flüssigkeit aus, die ich als Blut ansah. Der Arzt erzählte mir später, es sei Mekonium – Kindspech – gewesen; während des ganzen ersten Stadiums der Geburtsarbeit tröpfelte es weiter. Ich erlebte keinen dramatischen Blasensprung. Die zwei Nächte vorher hatte ich recht starke Kontraktionen erlebt, die aber nachließen, sobald ich aufstand. Diese Kontraktionen hielten jedoch an, traten ziemlich beständig alle fünf Minuten auf und dauerten eine Minute.

Wir riefen den Arzt an, dann nahm ich ein langes, heißes Bad, das die Schmerzen in den Beinen etwas linderte. Mein Koffer war schon gepackt, und nachdem mein Mann mit dem Arzt telefoniert hatte, gab es eigentlich nichts mehr zu tun für ihn, als zu warten, bis ich wieder aus dem Bad auftauchen würde – ja, und Gedanken machte er sich natürlich, Gedanken über die Fahrt ins Krankenhaus, denn obwohl es Mitte Mai war, schneite es draußen.

Wir kamen um 4.30 Uhr im Krankenhaus an, und uns wurde gesagt, der Arzt habe vorher auf uns gewartet, sei dann aber vernünftigerweise wieder nach Hause gefahren, um noch etwas Schlaf zu bekommen. Da die letzte vaginale Untersuchung eine Blutung verursacht hatte, hatte er angeordnet, daß ich nicht untersucht werden solle. So hatten wir keine Ahnung, wie weit der Muttermund sich gedehnt hatte. Wir machten uns auf eine lange Geburtsarbeit gefaßt, vermuteten, daß die Cervix wohl hochgezogen aber noch nicht eröffnet sei.

Noch zu Hause hatte ich mich über die Intensität der Schmerzen in meinem Bein gewundert und über meine Unfähigkeit, sie durch Atmen und Entspannen unter Kontrolle zu bringen. Im Krankenhaus experimentierten mein Mann und ich mit verschiedenen Massage- und Atemtechniken. Kräftiges Massieren der Beinmuskeln half gar nicht, doch eine leichte Effleurage, eine Fingerspitzen-

Massage, erwies sich als sehr wirksame Ablenkung. Da mein Bauch sehr druckempfindlich war, führte ich die Effleurage dort selbst aus. Eine bequeme Stellung war auch wichtig. Ich fand es am angenehmsten, wenn das Kopfende etwas hochgestellt war und die Beine leicht angewinkelt waren. Nach einiger Zeit stellte ich ein gewisses Verlaufsmuster der Kontraktionen fest und konnte mich so auf die Kontraktionen vorbereiten. Diese Vertrautheit mit dem Ablauf der Kontraktionen ließ mich entspannt werden. Ich hatte das Gefühl, daß sie schwächer und daß die Pausen länger wurden, doch das war in Wirklichkeit nicht der Fall. Ich benutzte ausschließlich die tief-langsame Brustkorbatmung und brauchte nie zur flach-adaptierten Atmung überzugehen. Ich hörte und sah nicht, was um mich herum vorging – so sehr war ich mit mir selbst beschäftigt. Mein Mann gab mir einen nassen Waschlappen und Eiswürfel zum Saugen, stoppte die Kontraktionen ab (mit einer Stoppuhr, die ich als sehr nützlich empfand) und ließ mich wissen, wann sie halb vorüber waren – also eigentlich auf ihrem Höhepunkt sein sollten. Doch leider waren sie so unregelmäßig, daß er nur die Hälfte der Zeit recht hatte. Trotzdem war das Abstoppen eine große Hilfe, und wenn mein Mann nicht da gewesen wäre, wäre meine Zuversicht – der wesentlichste Faktor – auf den Nullpunkt gesunken.

Bis 7 Uhr morgens hatten wir endlich eine gewisse Routine entwickelt und waren darauf gefaßt, noch stundenlang so weiter zu machen. Dann wurde ich untersucht, und wir waren ganz überrascht, daß der Muttermund schon 5 cm weit eröffnet war. Wir und auch der Arzt waren erst recht überrascht, daß das Kind sich in einer Beckenendlage befand. Ich wurde zur Röntgenabteilung gebracht, wo eine Aufnahme von meinem Becken gemacht wurde, und atmete und entspannte mich weiter auf dem Weg dahin – ja, selbst noch auf dem Röntgentisch. Als ich zur Entbindungsstation zurückkam, sagte mir der Arzt eine Entbindung gegen 10 Uhr voraus. Unmöglich, dachte ich, da die Kontraktionen so schwach schienen.

Doch unsere Erwartungen – pessimistisch und optimistisch – wurden bei der nächsten Untersuchung am Boden zerstört. Die Cervix war vollständig geöffnet – von 5 cm auf 10 cm in einer Stunde. Aber das Baby lag so, daß es mit den Füßen zuerst kommen würde, mit einer vorgefallenen Nabelschnur. Der Arzt riet uns eindringlich zu einem sofortigen Kaiserschnitt. Wir waren wie vor den Kopf geschlagen, diese Möglichkeit war uns nie in den Sinn gekommen. Doch die Logik des Falles lag auf der Hand, und wir stimmten sofort zu. Mein Mann und ich hatten beide die gleichen Gedanken: Jedem von uns tat es leid, daß der andere nach monatelanger Vorbereitung nun nicht an der Entbindung teilhaben würde.

Es war, als ob um uns herum plötzlich die Hölle losgebrochen sei. Rasch wurde ich in den Operationssaal gerollt, und mein Mann wurde ins Wartezimmer geschickt, wo er die nächsten drei Stunden verbrachte, bis ich – kaum fähig, mich vernünftig zu unterhalten – aus dem Überwachungsraum herausgebracht wurde. Unser Baby, ein Mädchen, wurde um 9.58 Uhr geboren und sofort in einen Brutkasten gelegt. Mein Mann sah sie ein paar Minuten später, doch ich verspürte noch so stark die Wirkung der Narkose und der Operation, daß ich sie erst am nächsten Nachmittag sehen konnte. Zwei Tage später fing ich an, sie zu stillen.

Sobald ich schwanger wurde, hatten mein Mann und ich uns zusammen über verschiedene Geburtsmethoden informiert. Wir hatten Dutzende von Büchern gelesen und am Lamaze-Unterricht teilgenommen. Wir waren äußerst gut vorbereitet, aber wir waren auch realistisch. Während des Unterrichts hatte die Dozentin oft genug betont – und darin stimmten wir mit ihr überein –, daß die Lamaze-Methode kein Wundermittel sei, sondern eine Technik, die geistig und körperlich darauf vorbereitet, mit Voraussehbarem und dem Unvorhergesehenen fertig zu werden. Diese Einstellung wurde durch meinen Fall bestätigt. Die Technik half mir, die Eröffnungsphase mit weniger Unbehagen, als ich es je geglaubt hätte, zu meistern und gab mir das nötige Vertrauen. Wir konnten die Notwendigkeit für einen Kaiserschnitt mit einem Maximum an Verständnis und einem Minimum an Jammern, Zögern und Verspätung akzeptieren. Obwohl unser Baby voll ausgetragen war, wog es nur knapp 2 kg, hatte Atemschwierigkeiten und einen sehr geringen Blutzucker. Eine vaginale Geburt hätte es womöglich gar nicht überstanden.

Meine Geburtsarbeit und Entbindung stellen in ungewöhnlichem Maße das Beste der herkömmlichen und modernen Geburtshilfemethoden dar. Intensive Geburtsvorbereitung ermöglichte es mir, während des ersten Stadiums der Geburtsarbeit kontrolliert und voller Zuversicht zu bleiben. Die Erfahrungen der Medizin und Technik kamen mir und meinem Kind dann zugute, als ungewöhnliche Umstände dazu zwangen, von der Normalgeburt abzuweichen.

Ein Vater berichtet

(JIM EKEDAHL)

Für mich war eine Geburt immer ein recht abstrakter Vorgang, meinem Bewußtsein fremd, nebelhaft und mysteriös. Und trotzdem war ich mit meiner Frau einer Meinung, daß die routinemäßige Krankenhausentbindung nichts für uns war. Als Conny von dem Lamaze-Unterricht hörte, meldeten wir uns gleich zu dem Kursus an, in der Hoffnung auf ein Erlebnis, bei dem wir die Handelnden sein würden. Ich freute mich natürlich auf die Geburt unseres ersten Kindes, aber Conny war diejenige, die das Wachstum in sich fühlte, die die körperlichen Veränderungen spürte. Vielleicht, weil ich nicht derjenige war, der das Kind gebären mußte, war es für mich leichter zu glauben, daß die Methode funktionieren würde. Alles was wir zu tun hatten, war nur fleißig zu üben.

Als die Geburtsarbeit einsetzte, erwiesen sich die Informationen und die Vorbereitung, die uns in den Klassen vermittelt worden waren, für Conny als unbezahlbar. Ohne die Überzeugung, daß wir gemeinsam mit Hilfe der Lamaze-Methode den zu erwartenden Anforderungen gerecht werden könnten, hätte die Geburt unserer Tochter ganz anders ausgesehen.

In einer Nacht, gegen 2.30 Uhr, bemerkte ich im Halbschlaf, daß Conny mindestens zehn Mal auf gewesen war. Blähungen, sagte sie. Aber dann stellten sich doch Anzeichen ein, und ein Telefongespräch mit dem Arzt ließ uns bald aufbrechen, da das Krankenhaus fast 70 Kilometer entfernt war. Endlich war die Zeit gekommen, da wir das, worauf wir uns vorbereitet hatten, auch wirklich ausführen mußten: entspannen und atmen. Im Rückspiegel sah ich, daß Conny sich auf dem Rücksitz krümmte und anspannte. Ihr Gesicht zeigte ein deutliches Erstaunen über die Intensität der Kontraktionen. Sie

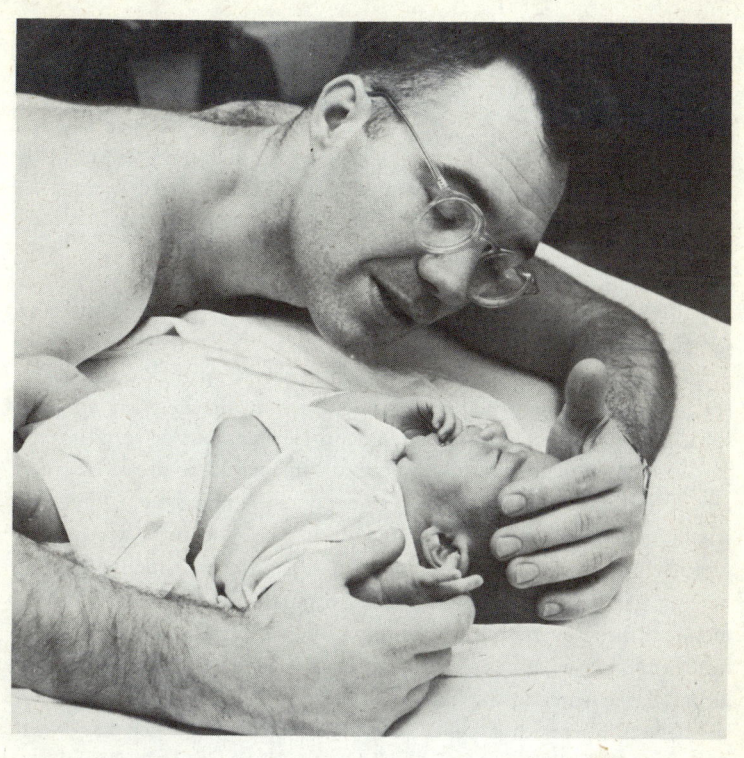

schien sich nicht konsequent entspannen zu können und konnte sich auch nicht an ein bestimmtes Atemmuster gewöhnen. Aber die schnelle Fahrt ins Krankenhaus brachte uns beiden etwas Ablenkung.

Dort angekommen wurde Conny gleich zur Entbindungsstation gebracht, während ich das Auto parkte und dann die Formulare unterschrieb. Ich eilte zur zweiten Etage, konnte jedoch die Entbindungsstation nicht gleich finden. Als ich sie dann endlich entdeckte, ließ mich die Schwester nicht in das Untersuchungszimmer, wo sich Conny befand. Nach zehn oder fünfzehn Minuten erschien Conny endlich und lief langsam auf den Kreißsaal zu. Ich folgte ihr.

Es ging ihr wirklich schlecht. Ich wollte schon im Untersuchungszimmer bei ihr sein, um ihr zu helfen, mit der Lamaze-Atmung zu beginnen. Aber als wir endlich wieder zusammen waren, war sie wie elektrisiert, krümmte sich, keuchte und bog sich, wie ich das schon in Filmen gesehen hatte. »Es tut mir leid«, sagte sie, »ich brauche eine Spritze. Die Hebamme meint das auch.« Ich war froh, daß sie erst mit mir sprechen wollte, bevor sie zustimmte, Medikamente zu nehmen. Und das verlangte eigentlich große Selbstbeherrschung, denn sie war nahe daran, ihre Kontrolle zu verlieren. »Laß uns die Lamaze-Methode versuchen«, sagte ich zu ihr, »du wirst es schaffen, wir sind gut vorbereitet, und zusammen wird es uns gelingen.« »Ich weiß nicht – die Kontraktionen sind so stark.« Die Kontraktionen setzten nicht lange genug aus, um uns Zeit für ein Gespräch zu erlauben. Als sie zunehmend stärker wurden, ermunterte ich sie, bat sie, mit mir zusammen zu atmen, führte die Effleurage aus. Die Kontraktionen kamen und gingen – und zwei Dinge geschahen: Conny gewann nach und nach ihre Kontrolle wieder, im gleichen Maße, in dem es ihr gelang, sich zu entspannen. Und ich begann herauszuspüren, was in ihr vorging. Wir arbeiteten zusammen, erfüllten getrennte Funktionen, die sich ergänzten und wirklich voneinander abhängig waren. Eine Kontraktion begann – wir atmeten, sie entspannte sich (besonders ihre Beine), ich massierte, sie ließ es über sich ergehen, ich redete ihr weiter gut zu. Nach 15 oder 20 Minuten hatten wir die Kontrolle gewonnen. Wir dachten nicht an das, was vor uns lag, sondern befaßten uns mit jeder Kontraktion einzeln und bereiteten uns in den Pausen auf die nächste vor. Manche waren fast überwältigend – wir brauchten Glaube, Ausdauer und Willenskraft, um durchzukommen. Wir wußten gar nicht, daß Conny zu dem Zeitpunkt schon in der Übergangsphase war. Wir setzten die Eröffnungsatmung fort und fanden sie ausreichend. Zwischen den Kontraktionen wischte ich Connys Gesicht mit einem kalten Waschlappen ab und gab ihr Eiswürfel. Eineinhalb Stunden verflogen, während wir so zusammen arbeiteten. Dann sagte der Arzt, daß Conny jetzt pressen dürfe – eine ungeheure Erleichterung und Freude für sie. Ohne irgendwelche Medikamente hatte sie es bis zur Entbindung geschafft, dem leichtesten und fröhlichsten Teil des ganzen Vorgangs. Dann war teten wir ungeduldig auf jede weitere Kontraktion, weil die Geburt unseres Babys jetzt so nahe war. Connys Gesicht lief blau-rot an, während sie preßte und dabei grinste.

Als Gabriele um 6.18 Uhr geboren wurde, lachten wir alle und waren sehr glücklich.

Zwei Lamaze-Geburten

(HANNY LOTHROP)

Man sagt immer, keine Geburt sei wie die andere. Das einzige, was meine beiden Geburten gemeinsam hatten, war, daß sie mit kalten Füßen anfingen.

Als unsere Tochter vor vier Jahren auf die Welt kam, wohnten wir in Amerika. Eine Bekannte aus Boston hatte mir begeistert von ihrer Lamaze-Entbindung erzählt. Auf meine Fragen im Krankenhaus erfuhr ich, daß auch in unserer Stadt Lamaze-Unterricht angeboten wurde. Ab dem siebten Monat nahm ich zusammen mit meinem Mann an dem sechswöchigen Kursus teil. Wir übten jeden Abend, waren beide in der besten seelischen Verfassung und sahen sehr gut vorbereitet der Geburt entgegen.

Sechs Wochen vor dem errechneten Termin hatte das Baby sich schon gesenkt, und so waren wir überzeugt, daß es etwas früher kommen würde. Jedoch der besagte Tag kam und ging, und das Baby war immer noch nicht da. Es sollte noch fünf Tage dauern, bis endlich etwas geschehen würde. In der Nacht von Montag auf Dienstag bemerkte ich, daß etwas Schleim abging, interpretierte dies als Verlust des Schleimpropfs und war – laut Tabelle – darauf gefaßt, daß die Geburtsarbeit innerhalb der nächsten 48 Stunden beginnen würde. Am nächsten Morgen hatte ich einen Arzttermin. Die Cervix war noch nicht einmal hochgezogen. In der folgenden Nacht wachte ich wieder auf und wartete auf die erste Kontraktion. Nichts . . . Mittwoch verlor ich wieder eine Menge Schleim (und Fruchtwasser, wie sich später herausstellte), aber auch am Mittwoch geschah nichts.

Am Donnerstagabend machte sich mein Mann einen Drink und ging um 21.30 Uhr ins Bett, fest entschlossen, sich von mir nicht wieder den Schlaf rauben zu lassen wie in den vergangenen Nächten. Eine halbe Stunde später folgte ich ihm, und als ich gerade eindöste, verspürte ich die erste Kontraktion. Ich schaute auf die Uhr – es war 22.10 Uhr. Die nächste Kontraktion kam 15 Minuten später, weitere folgten in Abständen von 10, dann 6, 7, 5, 5, 5 Minuten. Ich stand auf, um alles vorzubereiten. Ich bemerkte, daß der Schleim zum ersten Mal mit Blut vermischt war. Kurz nach Mitternacht weckte ich meinen Mann und teilte ihm mit, daß es wohl wieder nichts mit seiner Nachtruhe werden würde. Beim Umherlaufen waren die Kontraktionen nun nur zwei Minuten auseinander, 30 bis 45 Sekunden lang, doch nicht sehr stark.

Wir versuchten den Arzt anzurufen, aber – wie in Hollywood-Filmen – funktionierte unser Telefon nicht, und so machten wir uns um 1 Uhr auf den Weg ins Krankenhaus, denn wir hatten fast 50 km zu fahren.

Dort angekommen wurde ich untersucht, die Schamhaare wurden teilweise entfernt, und dann durfte mein Mann sich wieder zu mir gesellen. Die Pausen zwischen den Kontraktionen betrugen jetzt 2^1/$_2$ Minuten, und die Kontraktionen waren äußerst stark. Ich begann die flach-adaptierte Brustkorbatmung. Ich konnte kaum mehr zur Toilette laufen, als ich anfing, mich zu erbrechen – und doch war der Muttermund kaum eröffnet! Mir war sehr kalt, und ich war froh, daß ich ein paar Socken in meiner »Lamaze-Tüte« mitgebracht hatte, die mein Mann mir anzog. Mit drei Wolldecken und einer Wärmflasche war es mir endlich warm genug. Die Kontraktionen erforderten zwar äußerste Konzentration, aber sonst fühlte ich mich ganz wohl.

Sie verliefen die ganze Nacht hindurch etwa nach demselben Muster: 2^1/$_2$ Minuten auseinander, sehr stark und ungefähr 70 Sekunden lang. Es ging ganz einfach nicht voran! Ich lag mal auf dem Rücken, mal auf der Seite. Mein Mann stoppte die Kontraktionen mit einer Stoppuhr ab – eine äußerst wirksame Ablenkung! Die Kontraktionen erreichten bei 30 Sekunden den Höhepunkt, und wenn er »20 Sekunden« ansagte, wußte ich, daß das Schlimmste schon fast vorbei war.

Nun bekam ich Kreuzschmerzen und einen starken Druck auf den Enddarm. Ich legte mich auf die Seite. Mein Mann füllte die Wärmflasche neu, und während jeder Kontraktion drückte er diese mit aller Kraft gegen mein Steißbein. Ich empfand das als sehr wohltuend und schmerzlindernd. Was hätte ich wohl ohne meinen Mann gemacht? Da die Geburtsarbeit gerade zum ungünstigsten Zeitpunkt, nämlich beim Schlafengehen, eingesetzt hatte, wurde ich allmählich so erschöpft, daß ich zwischen den Kontraktionen einschlief. Unsere Lehrerin hatte uns zwar eingeschärft wachzubleiben, da man sonst leicht von den Kontraktionen überrumpelt werden könne. Aber bei mir klappte es vorzüglich. Ich schlief 4 Minuten lang, dann hatte ich zwei sehr starke Kontraktionen innerhalb einer Minute, und dann sank ich wieder 4 Minuten lang in einen tiefen Schlaf. Die Hebamme war froh, daß ich etwas ruhen konnte, denn sie fürchtete, daß ich noch viele Stunden vor mir haben würde. Gegen Morgen – 9½ Stunden nach Einsetzen der Geburtsarbeit – war der Muttermund erst 3 cm eröffnet. Die Kontraktionen kamen wieder im Abstand von zwei Minuten und dauerten etwa 85 Sekunden. Mein Mann blieb die ganze Nacht neben mir sitzen und machte mir das Dasein unter den gegebenen Umständen so angenehm wie möglich. Er erinnerte mich immer wieder daran, mich zu entspannen, gab mir Eiswürfel, wischte mir die Stirn mit einem kühlen Lappen ab, gab mir zwischendrin ein Bonbon, stoppte die Kontraktionen ab, linderte meine Kreuzschmerzen – alles, ohne daß ich ihn hätte bitten müssen. Sobald ich einen Erfrischungsatemzug nahm, hörte ich das Klicken der Stoppuhr, das war ungemein beruhigend; ich wußte, ich war nicht allein, ich konnte mich auf meinen Mann verlassen. Ich benutzte die flach-adaptierte Brustkorbatmung und konnte immer »obenauf« bleiben.

Gerade als mein Mann zum ersten Mal das Zimmer verlassen wollte, um sich eine Tasse Kaffee zu besorgen, fing ich mit der Übergangsatmung an. Ich würde wohl üben, meinte er. Ich nickte. Ich hatte selbst keine Ahnung, warum ich nach all den Stunden plötzlich zu dieser Atmung überging. Die nächste Kontraktion ließ nicht lange auf sich warten. Bei 40 Sekunden (wenn normalerweise der Höhepunkt schon längst vorbei war), fing ich plötzlich an, regelrecht zu grunzen, und auf einmal wurde mir klar, daß dies wohl der Drang zum Pressen sein müsse. Mein Mann schaute mich etwas verwundert an, als ich dieses Mal von ganzem Herzen meine Übergangsatmung machte – und auch die Hebamme, die mein Mann schnellstens herbeigerufen hatte, schaute mich etwas skeptisch an – hatte sie mich doch gerade eine knappe Stunde vorher untersucht. Und jetzt war der Muttermund 7 cm eröffnet! Als der Arzt zehn Minuten später kam, stand nur noch ein Rand. Von 3 cm bis 10 cm in einer Stunde! Außer dem Drang zum Pressen hatte ich keine der unangenehmen Anzeichen der Übergangsphase.

Durch die rasche Übergangsatmung fing ich an zu hyperventilieren. Meine Hände wurden ganz weiß und kribbelten. Mit Hilfe der Papiertüte atmete ich meine eigene Luft wieder ein, und das Kribbeln hörte bald auf. Bis der Kopf des Kindes sich gedreht hatte, dürfte ich noch nicht pressen und blies, was ich konnte, um mich davon abzuhalten. Ich war ganz aufgeregt. Mein Mann hatte inzwischen einen weißen Kittel angezogen und Tonbandgerät und Fotoapparat zurechtgelegt.

Im Entbindungszimmer brauchte ich zwei Kontraktionen, um mein Probepressen mit den eigentlichen Kontraktionen zu synchronisieren. Auch drückte ich das erste Mal mit der Stimme mit. Aber dann klappte alles ausgezeichnet, und ich preßte mit aller Gewalt. Mein Mann gab mir das Kommando und stützte meinen Rücken. Alle feuerten mich an. Als mein Mann sagte, daß »es« nicht blond sei, preßte ich noch fester, und mit der nächsten Kontraktion war der Kopf da. Der Arzt saugte Mund und Nase aus, und dann glitt unsere kleine Anya heraus. Ich war so überwältigt, daß meine Stimme sich überschlug. Dieses war einer der großartigsten Momente meines Lebens. Meine Müdigkeit war wie verflogen. Kurz darauf wurde mir mein Kind zum ersten Mal in den Arm gelegt, und ich durfte es stillen. Mein Mann legte seinen Arm um uns beide und schaute uns glücklich an. Wir waren endlich eine Familie, und sie bis ins letzte zusammen »geschaffen« zu haben, brachte uns einander unendlich näher.

Nun konnte ich die Begeisterung anderer für die Lamaze-Methode verstehen. Trotz einer langen, schweren Geburtsarbeit verlor ich nie die Kontrolle und brauchte auch keinerlei Medikamente. Mein spontanes Überwechseln zur Übergangsatmung im richtigen Moment überzeugte mich von der Wirksamkeit der langen Vorbereitung. Der größte Wert dieser Methode lag für mich jedoch darin, daß ich die Stunden nicht allein verbringen mußte, daß mein Mann immer an meiner Seite war und genau wußte, wie er mir helfen konnte. Natürlich sollte unser nächstes Kind ebenfalls nach dieser Methode geboren werden. Allerdings waren wir inzwischen nach Deutschland umgezogen, wo die Lamaze-Methode fast unbekannt war. Wir suchten nach einem Arzt, der unseren Vorstellungen entsprechen würde, und fanden ihn auch, ein Arzt, dem einige Betten in einer kleinen Klinik zur Verfügung standen, und der bei der Entbindung immer zugegen war.

Wir hatten das Glück, in der Nähe eines US-Hospitals zu wohnen, und konnten so in einem englischsprachigen Lamaze-Kursus unsere Kenntnisse auffrischen. Auch unser zweites Kind war nicht sehr pünktlich, und nach zwei Wochen Wartezeit entschloß sich der Arzt, die Geburt einzuleiten. Die Nacht vor der geplanten Einleitung verbrachte ich in der Klinik. Von der Möglichkeit, ein Schlafmittel zu nehmen, wollte ich keinen Gebrauch machen. Um 3.15 Uhr wurde ich durch meine laut träumende Zimmernachbarin aufgeweckt und stellte fest, daß die Geburtsarbeit begonnen hatte. Die Kontraktionen traten in Abständen von 8, dann 7, dann 6, dann 5 Minuten auf. Ich hatte schrecklich kalte Füße und zog die mitgebrachten Socken an. Bis gegen 5 Uhr unterhielt ich mich mit der Nachtschwester, die sich immer wieder vergewisserte, ob sie nicht die Hebamme herbeirufen solle. Die Kontraktionen waren noch sehr kurz und recht schwach, und ich brauchte wirklich niemanden. Ich bekam ein Abführzäpfchen. Um 6 Uhr rief ich meinen Mann an und sagte ihm, daß die Geburtsarbeit in der Nacht begonnen habe, daß er sich aber Zeit lassen könne. Etwa eine Stunde später kam er.

Bei der Geburt unseres ersten Kindes hätte man die Uhr nach dem Verlauf der Kontraktionen stellen können. Diesmal waren sie sehr unregelmäßig – 40 Sekunden, 30 Sekunden, 50 Sekunden – je nachdem wieviel ich mich bewegte. Auch die Pausen waren unregelmäßig und im Vergleich zu meiner ersten Geburt bis zur Übergangsphase sehr groß. Ich fühlte mich sehr wohl und empfand die Kontraktionen als vollkommen schmerzlos. Zwar erbrach ich mich ab und zu, weil ich starkes Sodbrennen hatte, aber ansonsten war ich sehr guten Mutes. Ich hatte keinen Bedarf nach Medikamenten. Meine adaptierte Atmung war relativ langsam, und ich konnte mich wunderbar entspannen. Mein Mann stoppte wieder die Kontraktionen ab, führte Protokoll über den Verlauf der Geburtsarbeit und versorgte mich liebevoll.

Um 8 Uhr morgens, als der Arzt kam, eigentlich, um die Geburt einzuleiten, war der Muttermund schon 2 cm eröffnet. Die Kontraktionen traten immer noch in Abständen von 7 Minuten auf, dauerten aber im Durchschnitt 60–70 Sekunden. Um 10 Uhr wollte mir die Hebamme eine Wehenspritze geben, um die Sache zu beschleunigen, aber ich bat darum, noch eine Stunde warten zu dürfen. Der Muttermund war jetzt 3½ cm eröffnet. Nach Ablauf der Stunde lagen die Kontraktionen in der Tat enger zusammen und dauerten teilweise 90 Sekunden. Noch immer waren sie gut auszuhalten. Gegen 13 Uhr verspürte ich nach und nach Anzeichen der Übergangsphase, die mir bei der ersten Geburt erspart worden waren: Beinkrämpfe, Schüttelfrost, Schluckauf. Der Drang zum Pressen war nicht so deutlich wie bei der ersten Geburt.

Es gab jedoch ein Problem, der einzige Entbindungstisch war gerade belegt von meiner Zimmernachbarin, deren Geburt am Morgen eingeleitet worden war. Ich hörte den ersten Schrei ihres Babys, als ich gerade den Drang zum Pressen verspürte. Leider mußte mein Mann in der einzigen schwer zu bewältigenden Phase – der Übergangsphase – das Zimmer verlassen, weil meine Nachbarin zu dem Zeitpunkt in ein anderes Zimmer transportiert wurde. Ihr Baby lag neben mir im Entbindungszimmer und schrie, während ich mich darauf konzentrieren sollte, das meinige zur Welt zu bringen.

Wir hatten uns ausgezeichnet auf die Austreibungsphase vorbereitet, da wirkungsvolles Pressen von größtem Nutzen ist. Jedoch war ich ganz überrascht, als die Hebamme und der Arzt meine Beine über ihre Schultern legten und wollten, daß ich von Beginn der Kontraktion an (und nicht nur auf dem Höhepunkt) mitpressen sollte. Auch in den Pausen ließ die Hebamme meine Beine nicht los, und abgesehen davon, daß ich einen Krampf bekam, fiel es mir sehr schwer, mich zu entspannen und neue Energie zu sammeln. Ich mußte mich schleunigst auf die neue Situation umstellen. Nach etwa fünf Kontraktionen wurde dann unser kleiner Sohn nach elfstündiger Geburtsarbeit geboren. Ich hatte mit dem Arzt im voraus vereinbart, daß ich Kerry gleich auf dem Entbindungstisch stillen wollte, und zum Erstaunen der Schwester, die an eine dreitägige Wartezeit gewohnt war, klappte es auf Anhieb.

Die zweite Geburt war bedeutend leichter gewesen als die erste, und doch gab es viele erschwerende Faktoren, die größtenteils davon herrührten, daß niemand mit den Prinzipien der Methode vertraut war. Die etwas ältere Hebamme war nicht gewohnt, daß sich Eltern aktiv an der Geburt beteiligen; doch dank des sehr aufgeschlossenen Arztes und der Anwesenheit meines Mannes war dies kein großes Problem. Das Konzentrieren auf eine Kontraktion wurde oft durch Fragen oder Handlungen der Hebamme (sicherlich gut gemeint und als Ablenkung gedacht) erschwert. Die Austreibungsphase hätte sehr harmonisch verlaufen können, wenn wir uns abgestimmt hätten.

Das Gebären ist zweifellos leichter in einer Umgebung, in der die psychoprophylaktische Atmosphäre verstanden und respektiert wird. Der ausschlaggebende Faktor jedoch ist die Anwesenheit des gut vorbereiteten Ehemannes. Ärzte und Hebammen, die mit einem geschulten Ehepaar zusammengearbeitet haben, wissen die Lamaze-Vorbereitung in jeder Hinsicht zu schätzen. Medizinisches Personal, das diese Methode noch nicht kennt, wird genauso begeistert sein, vorausgesetzt es nimmt sich die Zeit, sich mit den Grundprinzipien vertraut zu machen und die Geburt vorher einmal kurz »durchzuproben«.

Beide Geburten, so unterschiedlich sie auch verliefen, waren unvergleichlich schöne Erlebnisse für mich und meinen Mann. Ich hoffe, daß sich die Lamaze-Methode in Deutschland mehr und mehr durchsetzt und daß Frau und Mann als Partner des Arztes und der Hebamme gemeinsam ihr Kind zur Welt bringen dürfen.

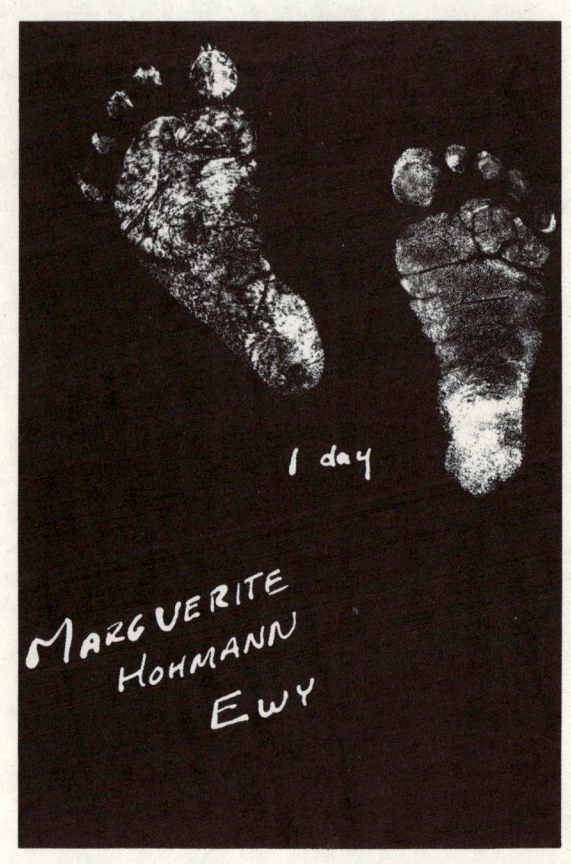

1 day

MARGUERITE
HOHMANN
EWY

Literaturverzeichnis

Bing, Elisabeth, *Die Lamaze-Methode*. Düsseldorf, 1971

Chabon, Dr. Irwin, *Awake and Aware*. New York, 1966

Flanagan, G. L., *Die ersten neun Monate des Lebens*. Reinbek, 1968

Karmel, Marjorie, *Thank you Dr. Lamaze*. Philadelphia, 1959

Lamaze, Dr. Fernand, *Qu'est-ce que l'accouchement sans douleur par la méthode psychoprophylactique*. Paris, 1956

Leboyer, Frederick, *Der sanfte Weg ins Leben – Geburt ohne Gewalt*. München, 1974

Mitchell, Ingrid, *Wir bekommen ein Baby*. Reinbek, 1971

Nikolajew, A. P., *Grundriß der Theorie und Praxis der Schmerzausschaltung bei der Geburt mit der Psychoprophylaxe*. Moskau, 1952

Nilsson, L./Ingelmann-Sundberg, A./Wirsen, C., *Ein Kind entsteht*. Gütersloh, 1967

Odent, Michel, *Die sanfte Geburt*. München, 1978

Roth, F., *Schmerzlose Geburt durch Psychoprophylaxe*. Stuttgart, 1959

Trimmer, Dr. Eric, *Ein Baby unterwegs*. Düsseldorf, 1975

Vellay und Vellay, *Temoignages sur l'accouchement sans douleur*. Paris, 1956

Vellay, Dr. Pierre, *La vie sexuelle de la femme*. Paris, 1965

Vogt-Hägerbäumer, Barbara, *Schwangerschaft ist eine Erfahrung, die die Frau, den Mann und die Gesellschaft angeht*. Reinbek, 1977

Wright, Erna, *Geburt ohne Schmerz*. München, 1967

Weitere Informationen über die Lamaze-Methode erteilt die *Société Internationale de Psycho-Prophylaxie Obstétricale*. 31, Rue St. Guillaume, Paris 7ème

Register

ALTERNATIV LEBEN

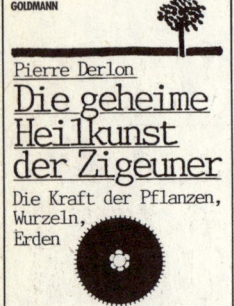

GOLDMANN

Pierre Derlon
Die geheime Heilkunst der Zigeuner
Die Kraft der Pflanzen, Wurzeln, Erden

10303

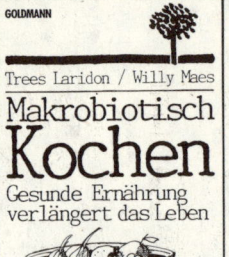

GOLDMANN

Trees Laridon / Willy Maes
Makrobiotisch Kochen
Gesunde Ernährung verlängert das Leben

10301

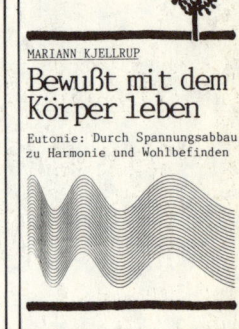

GOLDMANN

MARIANN KJELLRUP
Bewußt mit dem Körper leben
Eutonie: Durch Spannungsabbau zu Harmonie und Wohlbefinden

10304

GOLDMANN

PETER SCHWIND
Alles im Lot
Körperliches und seelisches Gleichgewicht durch ROLFING

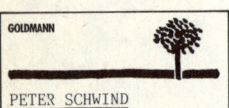

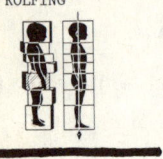

10302

GOLDMANN

Christopher Markert
I GING
Das Buch der Wandlungen

10300

GOLDMANN

Hiltrud Lodes
Atme richtig
Der Schlüssel zu Gesundheit und Ausgeglichenheit

10305

GOLDMANN

DIE SELBSTBEWUSSTE FRAU

GOLDMANN RATGEBER

ANNE DICKSON
frau sein

Selbstfindung
Selbstvertrauen
Selbstbewußtsein

10956

GOLDMANN RATGEBER

ANNE DICKSON
Die Harmonie der Innenwelt

Die neue Sexualität
der Frau

10996

GOLDMANN

Goldmann Ratgeber

Stephanie Faber

Kräuter-
kosmetik

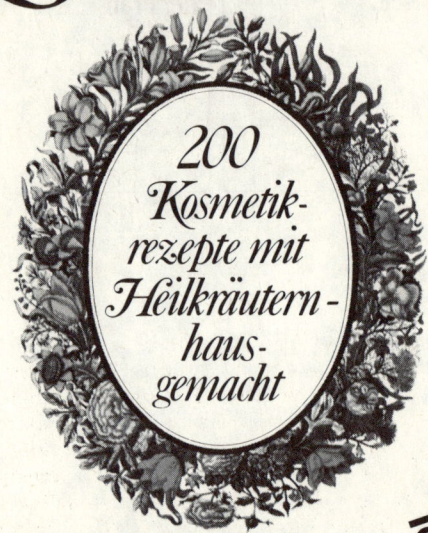

200
Kosmetik-
rezepte mit
Heilkräutern-
haus-
gemacht

Original
ausgabe

10809

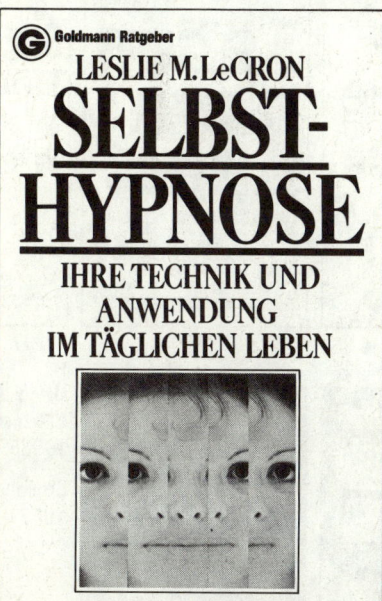

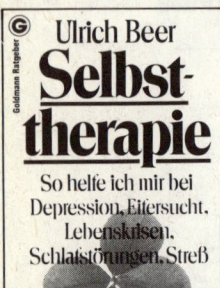
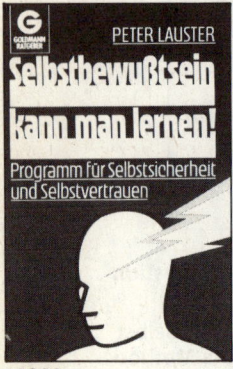
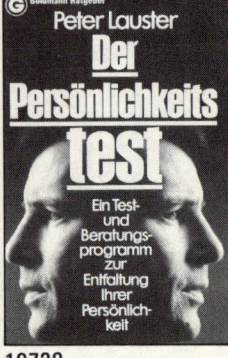

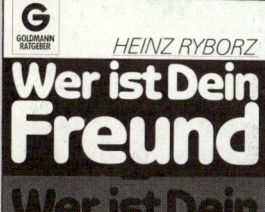
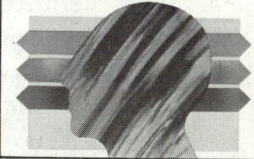

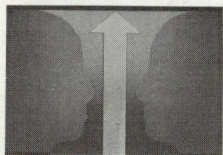
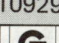
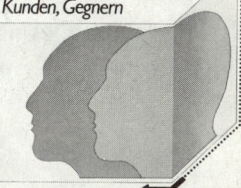

Goldmann
Taschenbücher

Allgemeine Reihe
Unterhaltung und Literatur
Blitz · Jubelbände · Cartoon
Bücher zu Film und Fernsehen
Großschriftreihe
Ausgewählte Texte
Meisterwerke der Weltliteratur
Klassiker mit Erläuterungen
Werkausgaben
Goldmann Classics (in englischer Sprache)
Rote Krimi
Meisterwerke der Kriminalliteratur
Fantasy · Science Fiction
Ratgeber
Psychologie · Gesundheit · Ernährung · Astrologie
Farbige Ratgeber
Sachbuch
Politik und Gesellschaft
Esoterik · Kulturkritik · New Age

Goldmann Verlag · Neumarkter Str. 18 · 8000 München 80

Bitte
senden Sie
mir das neue
Gesamtverzeichnis.

Name: _____

Straße: _____

PLZ/Ort: _____